シャーマニズムと現代文化の病理

精神科臨床の現場から

久場政博 著

弘文堂

まえおき

　本書は、過去の専門誌や出版物に発表した論文、近時の雑誌連載論考からなっている。
　Ⅰの1・2章、Ⅱの4・5章は、故荻野恒一先生の指導のもと、トランスカルチュラル精神医学的方法によってまとめたものである。
　トランスカルチュラル精神医学とは、自ら依拠する文化（カルチュラル）、都会の研究者であれば現代文化を括弧にいれて異なる文化におもむき（トランス）、各文化的状況の根底にひそんでいる病理を探究する、精神医学の一分野である。それは、その社会文化的状況に悩み苦しんでいる人びとに寄り添い治療を模索すること、ともいえる。
　同時にこれは、現代文化の優位性を誇示することではなく、その病理性をもえぐり出すのである。
　対象となった地域は、金沢、奥能登、与那国、八重山である。各地域の現代文化的状況に露呈される、憑依、祖先崇拝シャーマニズムを分析し、精神科的治療の意義を検討した。
　Ⅰの3章およびⅢの各章は、秋田に居を移した後、私自身の視点で構成した。ことにⅢの八重山論は、40数年前の現地での精神障害者実態調査や症例をひもとき、当時書き記していたカードを繰りながら編みだした。
　なぜ、いまシャーマニズムかは、終章に私見をのべた。臨床精神医学、地域精神科医療、社会文化精神医学、宗教精神病理学、文化人類学、民俗学への寄与を願いつつ、筆をとった。

　平成29年2月
　　凍雲の切れ間にかかるヤコブの梯子に託して

　　　　　　　　　　　　　　　　　　　　　　　　久場　政博

目次

まえおき　i
初出一覧　viii

I　憑依の精神病理

第1章　憑依症候群の臨床と社会文化的状況 …………… 2

1　憑依状態と発病契機　2
　　はじめに
　　わが国の憑依状態研究
　　方法と対象
　　憑依状態および憑依妄想の症状論
　　生活史ならびに発生状況
2　憑依とシャーマン文化　19
　　憑依現象の社会文化的背景
　　シャーマン文化と現代文化の接点としての憑依症候群
　　まとめとして

第2章　奥能登の憑依 ………………………………………… 35

1　奥能登と金沢　35
　　はじめに
　　奥能登の歴史と宗教
　　金沢との比較
2　同一性危機の状況　44
　　症例分析
　　都市病理としてのシャーマン文化
　　まとめとして

第3章　憑依の人格変換 ……………………………………………… 51

1　**人格変換の典型例**　51
　　はじめに
　　憑依の中核症状
　　対象と方法
　　症例報告

2　**人格変換の3条件**　59
　　人格変換
　　意識変化
　　現実的他者へ働きかけ
　　基礎疾患との関連
　　まとめとして

II　与那国の文化と精神病理

第4章　与那国の憑依 …………………………………………………… 72

1　**与那国の風土と文化**　72
　　はじめに
　　与那国の自然と歴史
　　与那国の伝統文化と現代文化

2　**トランスカルチュラル精神医学的調査**　81
　　方法と結果
　　性差と地域差

3　**与那国の憑依性精神病**　87
　　症例の報告
　　シャーマニズム的見解
　　スータガマリとは
　　祖先名授与および親との相性
　　まとめとして

第5章 与那国の精神病観 ……………………………………………103

 1 与那国の精神病 103
   はじめに
   症例分析
   発病時病型と与那国文化
 2 与那国の精神病観 113
   フリドゥブルとカンブリ
   精神病者をどうみるか
   身内意識とスータガマリ
   祖先崇拝と精神病観
   まとめとして
 3 与那国余話——命アルアイヤ 128

III 八重山の文化と精神病理

第6章 八重山に第一歩 ……………………………………………134

 1 ニライカナイに降りたつ 134
   はじめに
   派遣医の経緯
   精神科開棟による監置例入院
   まとめとして
 2 ユクイに加わる 141
   はじめに
   竹富島の種子取祭
   竹富島の症例
   ツカサとユタ
   ユタに相談した事例
   まとめとして

第7章 八重山精神科医療の揺籃 ……………………… 149

1　エイマ心の病　149
　　　はじめに
　　　精神科病棟開設の気運
　　　精神障害者実態調査
　　　結果の概要
　　　疾患の地域分布
　　　まとめとして

2　テダば　かめ舞いちけ　157
　　　はじめに
　　　疾患の発病地
　　　発病契機と信心
　　　幻覚妄想の内容
　　　疾患からみた八重山文化
　　　まとめとして

第8章 精神科医療導入の両義性 ……………………… 169

1　フリムヌ17例治療5年の経過　169
　　　はじめに
　　　対象と方法
　　　症例の推移
　　　継続医療以前の処遇と開始の方法
　　　継続医療期間の内実
　　　発病n年目開始と継続医療期間

2　八重山と現代精神科医療　182
　　　はじめに
　　　Y病院精神科の治療的構造
　　　「ゆるやか」および「がんじがらめ」の関係
　　　現代精神科医療の両義性
　　　まとめとして

第9章　八重山の懊悩 ·· 194

　　1　コウイングヮは嘆く　　194
　　　　　　はじめに
　　　　　　コウイングヮの症例
　　　　　　イチマンウイの実態
　　　　　　なぜ八重山にイチマンウイ
　　　　　　まとめとして
　　2　ヤキーヌにうち克つ　　201
　　　　　　はじめに
　　　　　　ヤキーヌにかかわる症例
　　　　　　ヤキーヌの歴史
　　　　　　悲惨なヤキーヌとその克服
　　　　　　八重山風土の困難性
　　　　　　まとめとして
　　3　シマチャビに生きる　　209
　　　　　　はじめに
　　　　　　調査時保健師の心労
　　　　　　八重山群島の私宅監置
　　　　　　八重山精神科医療の前史
　　　　　　シマチャビとは
　　　　　　まとめとして
　　4　ビッチリの凝視先は　　217
　　　　　　はじめに
　　　　　　八重山の鬱屈
　　　　　　八重山の明朗
　　　　　　トランスカルチュラル精神医学の問題点
　　　　　　青い鳥とは
　　　　　　まとめとして

終　章　「いま・ここ」に佇んで ……………………………………… 227

　　　霊峰太平山
　　　21世紀十数年
　　　憑依・与那国・八重山
　　　アニミズムの再認識と霊性
　　　おわりにあたって

参考文献（引用順）　236
事項索引　243

初出一覧

I 憑依の精神病理

1章　1・2
　　　精神神経学雑誌75巻、日本精神神経学会、1973

2章　1・2
　　　現代人の病理⑤　臨床社会心理学の基礎　荻野恒一他編、誠信書房、1975

3章　1・2
　　　秋田医学7巻、秋田医学会、1980

II 与那国の文化と精神病理

4章　1・2・3
　　　文化と精神医学　宮本忠雄編、誠信書房、未刊

5章　1・2
　　　文化と精神病理　荻野恒一編、弘文堂、1978
　　3　精神医療67　雲に梯10、批評社、2012

III 八重山の文化と精神病理

6章　1　精神医療58　雲に梯 2、批評社、2010
　　2　精神医療60　雲に梯 4、批評社、2010

7章　1　精神医療61　雲に梯 5、批評社、2011
　　2　精神医療62　雲に梯 6、批評社、2011

8章　1・2
　　　沖縄精神医療10　沖縄精神医療編集委員会、1982

9章　1　精神医療63　雲に梯 7、批評社、2011
　　2　精神医療65　雲に梯 8、批評社、2012
　　3　精神医療66　雲に梯 9、批評社、2012
　　4　精神医療68　雲に梯11、批評社、2012

I　憑依の精神病理

第1章　憑依症候群の臨床と社会文化的状況

1　憑依状態と発病契機

はじめに

　憑依現象は、洋の東西を問わず、科学の発達していなかった古代から現代までみられるものである。その現象は、「人間にかぎらずあらゆる天地万物に、精霊あるいは霊魂が宿っている」とするアニミズムが背景に存する[1,2]と考えられる。

　そして、これらの精霊や霊魂と交流しうる人間、すなわち人間界と霊界の仲介者で、犠牲を捧げ、祈祷をおこない、恍惚状態に入り、神憑り状態になって予言や病気治療をおこなう者は、シャーマン（巫者）[3]といわれている。このシャーマンを中心にして、憑依という現象が地域的社会的に認容されているシャーマン文化（シャーマニズム）は、古来、多くの民族で形成[4,5]されている。

わが国の憑依状態研究

　憑依状態について、本邦の精神医学的および精神病理学的研究をみると、以下のものがある。

　戦前には、心因性要素を重視した森田[6]や西川[7]らの、「加持祈祷ならびにこれに類する原因によって生ずる、人格変換、憑依妄想、幻覚、興奮があり、短期から長くて数カ月も経過する祈祷性精神病」の学説がある。

田村[8]の、「満州の邪病および巫医」についての研究もある。村上[9]は、祈祷性精神病を心因性要素のつよい変質性精神病の一型と考えられる、と指摘した。

戦後になって、荻野[10]は、ジャネ（Janet, P.）、エイ（Ey, H.）の有機力動説をもとに、憑依状態の考察をおこなっている。新福[11]は、憑依するものについて比較精神医学の立場から、地域的社会的特性をもった「山陰地方の狐憑き」について報告した。

他方、シャーマンについての精神医学的研究は数が少ない。現在のところ、「アイヌ民族のツス」[12]と「北方原始民族のシャーマニズム」[13]を報告した中川のほか、「青森県弘前市、千葉県東金市、東京都八丈島および青ヶ島におけるシャーマン」について調査した佐々木[3]の研究が主たるものといえる。

ところで、憑依状態を呈している人（憑依患者）と、シャーマン文化の内部にいて憑依儀礼を営むシャーマンとは、前者が患者（異常者）で、後者が治療者（正常者）であるとして、対照的にのべられる場合が多い。だが、田村[8]、佐々木[3]も報告しているように、それら両者の境界は必ずしも明確に区別できるものではなく、むしろシャーマン文化的土壌においては同一文脈上に生ずるものと考えなければならない。

これまでシャーマン文化は、呪術的非科学的で、俗信と迷信に支配された時代の産物であり、現代の高度に発達した科学文明においては衰退の一途をたどっていた。

その一方、科学の網目からこぼれ落ちる不治の病、不測の事故、未来の不安が解消されない現状がある。それゆえこれらは、民間信仰のなかに、新興宗教のなかに、個人の意識の奥底に、根強くのこっている[5,14]のである。

ある個人が、現代文化（科学文明）に失意と絶望を感ずるとき、忽然と湧きおこるのがシャーマン文化への憧れと期待である。このような個人が、あるときは周囲の人たちから憑依患者としてあつかわれ、あるときはシャーマンを訪れ、シャーマニズムの濃い新興宗教の門をたたく。

これらを顧みると、社会現象ないし宗教現象としてのシャーマン文化、

精神医学的立場からみた憑依症候群の現象は、憑依状態をきたしている"状況そのもの"から分析しなければならない、といえる。

方法と対象

1節では、「憑依状態と発病契機」として、ひとつは精神病理学的観点から憑依状態および憑依妄想について記し、つぎに憑依状態に至る生活史的葛藤および発生状況を分析し、従来の報告には少なかった憑依人格に関連する力動精神医学的考えに言及する。

2節では「憑依とシャーマン文化」と題して、憑依現象の社会文化的背景を文化人類学的見地からとりあげる。

本章のまとめとして、"状況そのもの"の分析から、社会文化精神医学的に憑依症候群をシャーマン文化と現代文化の接点に位置づけ、若干の考察をする。

対象とする症例は、昭和46年10月から昭和47年7月までに北陸地方5つの精神科病院に来院した15例（2例は外来、13例は入院。男5人、女10人）の憑依状態を呈した人である。

全症例の診断、おもな経過は表1-1に、症状は表1-2に、生活史および発生状況は表1-3に、それぞれ示す。これらのうち12人は、私が主治医として、もしくは主治医の許可をえて週1回以上面接することのできた患者である。他の3人も、1回以上詳しく診察したものであって、病歴のみの人は除外した。なお、これらの症例が入信していた新興宗教4宗派について、直接、教祖を訪問し、面接して資料をとった（宗教は表1-4）。

表1-1～3から、発病契機と臨床症状ならびに経過の概略をのべる。15例は、なんらかの心因を契機とし、ないし精神疾患が先行して発病し、幻覚、憑依妄想、不随意運動をともなっていた。このうち典型例は、同時的二重人格から継時的二重人格に至った。

種々の状態像を、エイ[15]の「意識障害段階の相違」という見地からみると、これらは急性統合失調症様状態から、夢幻様状態を経て、錯乱夢幻

表 1-1 症例一覧

憑依様式	症例番号	姓名	性	発病年齢	教育と知能	結婚	遺伝歴	既往歴	診断	経過	交代現象
I型	1	Y K *	女	45	小卒・中の下	既	息子2名精神遅滞	39歳十二指腸潰瘍・興奮	祈祷性精神病	幻聴・幻視・幻嗅おょび夢幻様状態からエクスターゼ。幻聴消えず	
	2	T T *	女	56	高小卒・中	既	長男統合失調症	40歳糖尿病	祈祷性精神病	錯乱もうろう状態回復。突然症状再発、幻聴は残り、9カ月で再発	
	3	K W *	女	44	小卒・中	既	兄妹幻聴？	34歳幻聴？	祈祷性精神病	幻聴・幻視・ヒステリー性昏迷後、錯乱もうろう状態、離人症から心気症状に	心気症状
	4	T M	女	67	小卒・中	既・死別	—	50歳憑依状態	非定型精神病	幻聴・体感幻覚。暗示療法で軽快	
	5	K I	女	29	中卒・中	既・死別	—	—	心因反応	幻聴のあと錯乱もうろう状態。電撃療法4回で軽快	
	6	K K	男	36	中卒・下	未	叔父精神病？	10代よりときに錯乱	原始反応	幻聴・幻視から錯乱もうろう状態。一週間で軽快	
	7	M K	女	59	高小卒・中	既	—	40代より憑依	非定型精神病	憑依妄想・躁状態が長く続く	
II型	8	S S *	女	25	女子大卒・中の上	未	伯父・父精神病	—	統合失調症	憑依状態は1カ月のみ。約2年半幻聴持続軽快退院後すぐ再発	
	9	M I *	女	37	中卒・中	既	—	—	非定型精神病	体感幻覚・幻視・夢幻様体験から、シャーマンで軽快。	神経痛
	10	K S	女	27	高小卒・中の下	既	—	27歳肺結核	心因反応	ヒステリー性蟇から憑依状態。徐々に軽快	
	11	S K	男	42	高卒・中の下	既	叔父躁うつ病	16〜25歳憑依	非定型精神病	躁状態から憑依状態。幻聴、妄想気分で発病。いったん軽快、突然憑依状態	
	12	Y T	男	26	高卒・中の下	未	—	—	統合失調症	被害・被毒妄想、幻聴、妄想気分で発病、いったん軽快、突然憑依状態	
III型	13	K M *	女	51	女学校卒・中	既	—	—	非定型精神病	幻聴、幻視、体感幻覚、実体的意識性は、2週間で軽快	
	14	K H	男	39	高小卒・中の下	未	父精神病	27歳頃より腰痛や不眠	非定型精神病	失声、発熱、けいれん発作、入眠時幻覚、幻視が持続発作は軽快したが、幻視が持続	脱力
	15	Y M	男	52	高小卒・中の下	既	—	20代より憑依	非定型精神病	抑うつ状態から、幻聴、幻視が出現約2週間で軽快	

＊症例報告

症へと意識障害が深まっている。憑依状態についての健忘の有無も、意識障害の深さにもとづく、といってよい。

憑依状態が持続する期間は、短くて1週間、長期のものは2カ月以上にわたっており、大多数は本質的に病識を有せず、よりシャーマン文化へ傾斜している。このような回復過程にともなう病像の変化は、必ずしも単純に意識障害の推移に還元することはできないようにみえる。

憑依状態の終了時、人格水準の低下はみとめられず、寛解して予後良好といえる。とはいえ、15例中すでに再発が9例ふくまれており、つねに長期にわたる経過観察が必要である。

本症例に使用した診断基準は、つぎのとおりである。

1：**祈祷性精神病**（F44.3 トランスおよび憑依障害。以下括弧内記号は現行のICD-10 診断名である）

明らかにシャーマン文化、ないしシャーマン的雰囲気に直接反応したと考えられるもの。

2：**心因反応ならびに原始反応**（F43.0 急性ストレス反応およびF43.2 適応障害）

生活史的葛藤、対人関係の障害などを契機に発病し、このような状況からの逃避として理解できるもの。

3：**非定型精神病**（F23 急性一過性精神病性障害およびF25 統合失調感情障害）

すべての症例について後述するように、おかれた状況への反応が考えられなければならないが、臨床精神医学の基準で上述の1および2に該当せず、症状論的に、統合失調症と躁うつ病（F31 双極性感情障害）、転換性精神病（F44 解離性転換性障害）との中間にあるとおもわれるもの。

4：**統合失調症**（F20）

幻聴、作為体験、被害妄想など主体的異常体験があり、健忘を残さないもの。

5：**憑依症候群**

前述の症例15人は、臨床精神医学的に異なる範疇の疾患でありながら、ヤップ（Yap,P.M.）[16]のいわゆる「憑依症候群（Possession Syndrome）」を示すものである。彼は、疾患の如何を問わず憑依状態を、ヒステリー性反

応（F44解離性転換性障害）をもとにして文化的事象のうえにあらわれたものととらえ、憑依症候群と呼称している。以下の論述ではこの意味において、この名称を使用することを付言しておく。

憑依状態および憑依妄想の症状論

憑依状態は図1-1に示したように、狭義にはc、dおよびeの段階であり、これは従来いわれている同時的二重人格と継時的二重人格に相当する。

症例を詳しくみると、主人格（以下Iと略）に憑依人格（以下Pと略）が侵入する場合、多少なりともbを経てeまで至るのが普通である。明らかにbの段階でとどまっている症例もあり、本稿で憑依状態をあつかうときは、広義にbをふくめて論をすすめる。

憑依状態の様式（以下「憑依様式」と略）を3型に分け、それぞれ代表的症例を呈示する。

図1-1　憑依状態の段階

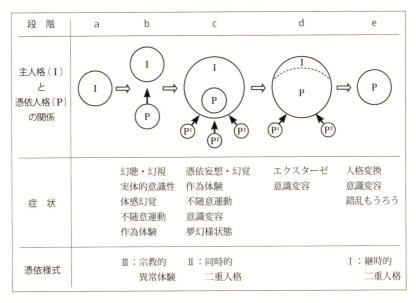

I型：典型的継時的二重人格に至るもの

この型は、以下に示す症例1のほか、症例2～7にみられ、森田[6]のいう人格変換をし、諸家[7,10,16]の記す憑依状態の典型例である。

【症例1　YK】　45歳　女性　祈祷性精神病

　生活史　　知能は低いが生来お人好し。息子3人のうち2人を、知的障害のため施設にあずけている。結婚後20年ちかく天祖光教の新興宗教を信じているが、とくに狂信的というわけではなかった。

　発病契機と症状の経過　　昭和47年正月、施設から里帰りした子供2人のうち、末子の足が悪くなっているのをみて、非常に心配した。そのときYKの姉に、「別の新興宗教に入れば、息子の足はたちまちよくなる」とつよく勧められた。

　YKは、「宗教はどれも同じだから」と断り、いままで以上に天祖光教のお参りに熱中した。このころから頭痛を訴えていた。昭和47年1月某日夜9時頃、神棚に向かって「日日点灯福寿無量」とお題目を7回ぐらい唱えた。急に、合掌していた手が上下運動をはじめ、突然、神さまの声が聞こえた（bの段階）。

　神さまの第一声は、「バカヤロー」であった。自分の口からも、「バカヤロー」と声を発してしまった（幻聴から独語へ）。もろもろの神が自分に乗り移ってきたようだった（cの段階）。夫に向かって、「おまえはここのもんでない」と言って外につまみだした。

　つづいて、「わたしはYKではありません。わたしの声は神さまがしゃべっています。わたしの体に天祖光教の神さまが入っています。わたしは苦しんでいる人を助けにきました」と、いかにも神の言動をなしてしゃべりだした（eの段階）。—以下略。

II型：同時的二重人格にとどまるもの

　この型のものは、a→（b）→cと、bの段階がほとんど瞬間的でただちにcの同時的二重人格に陥るもの、およびa→b→c→dと進行し、eまでは至らぬものがある。以下に呈示する症例8のほか、症例9～12に

同じ傾向がみられる。

【症例8　SS】25歳　女性　統合失調症
　生活史　父と母は4歳のとき離婚。父は灯台守で全国を転々としたので、以後、父の妹で金沢在住の叔母に高校まで養育された。高校時代、叔母の勧めで「生長の家」に入信した。自分の悩み（性格、親子関係）を解決できず、大学2年でキリスト教のプロテスタントに、大学4年のおわりにカトリックへとかわった。
　発病契機と症状の経過　大学を卒業し、東京の中学校で時間講師をはじめた。3カ月経った昭和44年7月末のある日、アパートの自室で勉強していたところ、体全体にビリビリと電気のようなものがかかってきた（bの段階）。そのとき、能の謡の練習をしたが、普段よりとても上手にできた（後述のT伯父は謡がうまかった）。茹で玉子をたべたら、あたかも男の人のように、大きな口を開いてしまった。
　第六感で、「これは、死んだT伯父さんの霊が憑いた」と、ピンときた（cの段階）。死んだK祖母の声も聞こえてきた。「S家を守るのはおまえだから、いまこそしっかりして立ちあがれ。先祖の供養は生長の家が一番じゃ。キリスト教では、お父さんもお母さんも先祖も救われん」と訴えるような声であった。そのあいだ中、T伯父の霊が憑いて、体全体にビリビリと電気がかかり、とても苦しく、死ぬほど恐ろしかった。一以下略。

Ⅲ型：狭義の憑依に至らず、幻視、幻聴などをともなう宗教的異常体験が
　　　あるもの
　これは、はじめにのべたように、cの段階までは至らず、bの段階にとどまっているものである。以下にのべるほか、症例14、15にみられる。

【症例13　KM】51歳　女性　非定型精神病
　性格傾向　頭のよい夫に普段から劣等感をもっていたが、お人好しで世話好きであった。

発病契機と症状の経過　近所に非行少年をかかえた家庭があり、その子をめぐって嫁と姑が対立しているのを見聞し、なんとか世話をしてあげたいと思っていた。そんなある日（昭和45年8月末）、突然、男の声で小さく、「今夜、おばばはおらんぞ。行くなら今日だぞ」と聞こえ、びっくりしてしまった（ｂの段階）。その声のとおりその家へ行ってみると、実際におばあさん（姑）は留守で、二度びっくりしてしまった。

以後、ときどき幻聴が出現し、それがほとんど当たるので不思議だった。あるとき幻聴の主の命令で、夫、息子とともに富山の高岡市二上山へ、お参りに行った。自車のなかで幻聴の主は、後席でＫＭとならんで座り、盛んに声をかけてきた。気多大社の前にくると、「少し待っていてくれ、お参りしてくるから」と言い残して、ドアを開けずにスーと白い法衣をなびかせて出ていくのが見えた。

二上山に着き、お参りのため車を降りると、急に肩が重くなってその人物がおぶさった。事実、お参りが済むと、「わしゃ先に車に戻る」の声とともに、体が軽くなった。帰途は、夫と二人で汽車にしたが、その人の笑顔がチラッと見えた。「わしゃ金比羅さまじゃ、もう四国に帰る。あんたは本当に心の美しい人や」という言葉を最後に、幻覚は消失した。―以下略。

憑依状態の具体的な症例を、3つの憑依様式に分けてのべた（表1-2）。これらの症状は、いままでに報告されている諸家[7,16〜20]の症例とほぼ一致しており、佐々木[3]のいうシャーマンへの成巫過程の憑依状態とも差異がないようにおもわれる。

ここで憑依状態の各段階の症状について、図1-1および表1-2をみながら図式的にのべる。

まず、主人格Ⅰのみの正常な意識水準ａの段階からｂへ、すなわち現代文化からシャーマン文化へ移行するとき、一般に関係念慮、意味体験が活発にみられるが、ａ段階の症例は除外した。

ｂの段階にはいると、幻聴、幻視を主徴とする異常体験があり、ときには実体的意識性（すぐそばに誰かがいるという意識）もみられ、体感幻覚や

第1章　憑依症候群の臨床と社会文化的状況

表1-2　憑依状態

| 憑依様式 | 症例番号 | 幻覚 ||||憑依人格|人格変換|不随意運動|感情と振舞い|意識障害|健忘|憑依期間|その他の症状|
		幻聴	幻視	体感幻覚・幻触	幻嗅幻味									
I型	1	救世寿および祖先	救世寿の光明、太陽	—	香	もろもろの神と救世寿	継	+	演技的エクスターゼ	夢幻様から錯乱もうろう	±	20日	実体的意識性
	2	神のおつげと祖先	—	体が硬くなる	—	八幡興院の娘	継	+	演技的	錯乱もうろう	+	22日	—
	3	亡祈祷師と神	キラキラ光る水晶玉	ギュッと硬くなる	—	沢山の仏	同→継	+	演技的エクスターゼ	夢幻様→錯乱もうろう	—	2カ月	離人症、抑うつ、身体心像の障害
	4	亡夫・亡子、狐の声	—	狐が動く	—	狐	同→継	+	ich-fremd 不安・抑うつ	緊張病様昏迷	±	1年	頻脈、発汗、血圧低下
	5	車の音、亡夫の声	—	蛇・蜘蛛が顔につく	—	亡夫	継	+	演技的 ich-nah?	錯乱もうろう	+	13日	人物誤認
	6	神のおつげ	一筋の光、亡母・祖母の顔	体が震える	—	全国の神	継→同	+	エクスターゼ	錯乱もうろう→夢幻様	±	7日	実体的意識性
	7	—	—	—	—	鬼子母神	継→同	—	演技的、躁状態	錯乱?	—	—	随意的に憑依状態
II型	8	祖先・叔母の声	—	ピリピリと電気	—	亡伯父	同	+	ich-nah 切迫感	—	—	1カ月	罪業妄想、緊張病様状態
	9	腹の声	金色の仏壇、霊柩車	体が硬く、腹が動く	ハッカの味	亡男、胎児の霊	同	—	ich-fremd 恐怖感	夢幻様	—	1月半	多視・視覚保続、頭痛
	10	+	光、黒煙	—	香	神	同	—	ich-fremd	夢幻様	—	14日	—
	11	—	—	体の震え	—	天照大神、鋼開山上人	同	+	躁状態	—	—	4カ月	実体的意識性、誇大妄想
	12	+	—	体のぴりぴり	—	悪鬼	同	—	ich-nah	—	—	20日	被害・被毒妄想、急性統合失調症様
III型	13	金比羅の声	金比羅の法衣や笑顔	肩が重く	—	(金比羅)	—	—	ich-fremd	—	—	14日	実体的意識性
	14	—	女神、亡祖母と5色の物	硬くなる	—	(女神)	—	—	ich-fremd エクスターゼ	夢幻様	—	2年半	けいれん、入眠時幻覚
	15	極楽の音楽、亡母の声	仏・極楽	—	—	(仏)	—	+	エクスターゼ、演技的	—	—	14日	抑うつ状態

軽い不随意運動などがでる。といって、憑依人格Pは、あくまで主人格Iの外部に定位されている。

cの段階にはいると、Iの内部にPが定位され（いわゆる同時的二重人格）、Iは憑依妄想をもち、Pによる作為体験が著明で、体感幻覚、不随意運動もみられる。外界はシャーマン文化に変容し、祖霊、精霊、神々（図1-1のP^1、P^2、P^3…）との交流が、幻視、幻聴を通じて自由におこなわれる。いわゆる神の「おつげ」や「さとり」があらわれるのはこの段階である。

言いかえれば、cの段階は夢幻様状態と深いかかわりをもち、荻野[21]ののべる Vision の世界が現前しており、エイ[15]のいう意識の夢幻様体験でもある。それゆえ、後日ありありとこの状態を追想することができ、健忘は残さない。

cにつづくdの段階は、IとPの内部境界が消失し、Pが圧倒的に優越する段階である。患者は、血液にPのものが混じりだしたという体感幻覚や、自分の口をかりて神がしゃべりだしたというセグラ (Séglas, J.)[9]の精神運動性幻覚を訴え、エクスターゼを体験する症例もある。

eの段階は継時的二重人格で、森田のいう典型的な人格変換の状態である。意識変容の面からみればヒステリー性もうろう状態に相当し、これはエイの錯乱夢幻症でもあり、後日ほとんどの症例で健忘を残している。

上述の一連の経過を異なった視点からみると、cからeに至る段階は、Iについての自我意識が消失しつつある、きわめて被暗示性に富んだ意識変容の状態[3]といえる。それは、「トランス」といわれる正常者の催眠現象とも一致している。とくにeのトランスでは、いちじるしい生理学的変化[4,7,8,22]があらわれ、症例4では、多量の発汗、血圧低下、頻脈がみられた。

このトランスをともなわない憑依状態[4,18,22]もある。症例11は、憑依妄想だけで、幻覚も明白ではない。症例7は、意識変容がなく随意的に人格変換を起こし、ユーモラスに「ハイ、わたしは鬼子母神さまです」と言い、2、3分ですぐ主人格Iに戻った。

これら各段階は症例をつつむ状況によって違い、bやcの段階にとどま

るもの、eの段階まで移行するもの、ふたたびcおよびbの段階へ逆行するものなど、種々である。

　荻野[10]のいう年齢差による、同時的二重人格と継時的二重人格、不随意運動と随意運動の区別は、職業化したシャーマンにはあてはまるが、本論の症例では成りたたなかった。

　後述するように、これらの症例では、各自の社会文化的背景にもとづいた生活史や持続的葛藤、とりわけそのときの"状況そのもの"によって、憑依様式が左右されるようである。

　この他、症例14は頭痛、発熱、けいれん発作、入眠時幻覚、入眠時脱力発作をともなっていた。症例9は、夢幻様体験とともに、木村[23]の報告した多視と視覚保続があった。この2例は、間脳症状と関連があるだろう。

　別の2例に、身体心像の障害がみられた。症例4は、右眼が狐の目になったと嘆いており、荻野ら[24]の「身体像および自我像の左右分離体験」と関係があるとおもわれた。

　性的内容をもったものとしては、症例4が腹の中で狐の子を産んだと訴え、ヤップ[16]の症例に近似していた。症例14は、bの段階で入眠時幻視にあらわれた女神に対して、性的オルガスムスをともなうエクスターゼに達していた。

　各症例の憑依状態に対する感情的反応は、段階の発現時間によって異なっている。bおよびcの段階は持続傾向がみられ、1カ月から2年半のものまである。出現する幻聴、幻視、体感幻覚に対して、患者はうす気味悪く不思議なものとして自我異質的（ich-fremd）[21]に感じているが、自分で取りのぞくことはできない。

　bが短く突発的にcの段階が出現する症例は、非常な驚きと自我密着的（ich-nah）な切迫感をもってその現象をとらえている。dの段階はほとんど短期間にeへ移行し、神々と一体感に浸るエクスターゼを体験する症例が多い。

　eの段階は大部分の症例が短期間でしかも健忘を残しており、主観的な感情反応は不明である。客観的には、ヒステリー性の演技的誇張の振る舞

いから、迫真性をもった緊張病性昏迷までみられる。

臨床精神医学的立場から、これらの症例と疾患との関連をみると（表1-1）、知的障害の原始反応にちかいものから心因反応、および森田の祈祷性精神病、さらに非定型精神病があり、統合失調症も2例みられた。統一的には、荻野[10]、李[20]のいうように、エイ[15]の「急性精神病群」に属させることができる。

3型に分けた憑依様式と疾患を多少なりとも関係づけると、Ⅰ型は祈祷性精神病に多く、Ⅱ型、Ⅲ型は非定型精神病が多い。躁うつ病、てんかん、および器質性精神病の症例はなかった。

ヤップ[16]は、疾患論的に、ヒステリー、統合失調症を多くあげている。本稿では、これらの一部は祈祷性精神病に、一部は非定型精神病に包含されているとおもわれる。

生活史ならびに発生状況

では、いかなる状況において、憑依状態が発生するのであろうか。少なくとも、これらの発生状況を構成するにあたっては、各々の症例がかかえている社会文化的背景があるが、この項では生活史ならびに発病契機にかぎって、眺めることにする（表1-3）。代表的な症例をあげる。

【症例2　TT】　56歳　女性　祈祷性精神病

生活史　石川県松任の在郷で農業を営む家に生まれ、同胞8人の末子であった。祖父母は、TTをとくに可愛がり、信心家だったので一緒によく、お寺に連れて行った。彼女が12歳のとき、父が死去し、生活は楽ではなかった。学業成績はふるわず知能は低い方であったが、口達者で友だちは沢山いた。高等小学校卒業後、次姉を頼って京都に行き、10年ちかく住んだ。

帰郷して28歳で結婚し、現在に至っている。夫婦仲は悪くなかった。心配の種は、2人いる子供のうち、長男（現在25歳）が5年前から統合失調症にかかり、入退院をくり返していることであった。TT自身40

第1章　憑依症候群の臨床と社会文化的状況

表1-3　生活史および発生状況

憑依様式	症例番号	性格	職業	生活史	準備状況	発病契機
I型	1	勝気、お人好し	主婦	7人同胞の末子。農家、小卒後銭湯手伝い。昭和26年結婚、以来、天祖光教を信心	末子の病気が心配、別の新興宗教を勧められ運動の出現	昭和47年1月某日、祈祷中に不随意運動の出現
	2	正直、優しい	主婦	8人同胞の末子。農家生まれ。詳細は本文	長男の病気と自分の病弱から、新興宗教に	昭和46年7月、偶然転倒し、左手が硬くなる
	3	気が小さいが強気、明朗	浴場業	10人同胞の7番目。農家	夫との不和や自分の病弱あるKに貴信	昭和46年9月、予言やきとりをのべ、夫の叱責後、昏迷状態
	4	小心、男勝り、熱中	子守	7人同胞の3番目、農家。20歳で結婚、5年後の夫、ついて子2人が逝去	夫・子供に先立たれ、新興宗教へ	1年前より幻声。昭和47年3月教祖に見放される
	5	勝気、優しい	主婦	6人同胞の長女。大阪に生まれだが、父の関係で能登に住む。結婚後25歳で夫死去し、以後生活保護	生活保護を受け、近所に気がねあり	昭和47年3月、近所の人にからかわれ
	6	勝気、児戯的	元豆腐屋	4人同胞の3番目。農家。3歳罹病で知的障害。京都の叔父の豆腐屋手伝い	仕事と結婚へのあせり	昭和47年1月、初出勤の職場で叱られ
	7	男勝り、社交的	主婦	5人同胞の2番目。農家。結婚後子供できず、姉の子を養子に	養子夫婦との不和	昭和47年6月、親戚と口論
II型	8	内気、執着	中学教師	高知市生まれ、一人娘。4歳福井県に引っ越し。詳細は本文	義兄との不和。性格や宗教の悩みり	昭和44年7月、アパートの自室で体どじり
	9	男勝り、短気	主婦	神戸市生まれ、8人同胞の7番目。本文	夫の浮気	昭和46年10月腹の中から声。2ヵ月後、急に胸に痛みしけつけ
	10	小心、温和	主婦	8人同胞の7番目。20歳結婚し2子をうける		昭和46年6月、あることを誤解され
	11	無口、まじめ	元工員	8人同胞の2番目。漁師の家。同胞6人がつぎつぎに死去し、大事に育てられ	昭和46年、浴場開業で多忙、妻の浮気	昭和46年12月から躁状態、神社で憑く
	12	神経質、まじめ	会社員	4人同胞の長男。高卒後某会社。アルバイト、中高の学資は自分で、会社の推薦で短大	エリートコースの重荷あり。不眠、心気症状持続	昭和46年12月、急性統合失調症様症状。昭和47年2月突然、憑依状態
III型	13	優しい、世話好き	主婦	5人同胞の4番目。能登の名家	夫に劣等感、ある家庭の非行少年を世話	昭和45年8月、幻聴が出現
	14	おとなしい、無気力	無職	4人同胞の3番目。京都府の石川県へ。両親出身の石川県へ	終戦後、病弱のため宗教へ	昭和44年10月、お参りで黒い物が口に入り、けいれん発作
	15	お人好し、熱中	ブリキ屋	6人同胞の5番目。船大工の家。妻早死にし、2年後再婚。25歳結婚したが	長男との折り合い	昭和47年3月長男とけんか。抑うつ状態になる

15

歳頃から、糖尿病のために入院したことがあり、病状は一進一退であった。5、6年前から視力が徐々に低下し、不安が増大していた。

準備状況　1年前より、息子の病気のことや自分の病弱のことで、偶然の機会から、富山の高岡市にあるシャーマニズムの色濃い原霊八幡神社へ通いだした。初日、息子と一緒にＦ先生という巫女(シャーマン)に拝んでもらい、神のおつげを授かった。すると3日目から、いままで口も開けなかった息子がぺらぺらしゃべりだし、見えないものまで見えると言いだしたので、びっくりした。

その状態は1週間しかもたず、ふたたび無言になった。このことについてＦ先生に聞くと、「家族の信心がたりないためだ」と指摘され、ＴＴは以後1年間、熱心にお参りするようになった。そのことを、夫はバカらしいと言って相手にせず、口論することが多くなっていた。

発病契機と症状の経過　昭和46年7月某日、台所で仕事をしていたところ、たまたま転んでしまった。途端に左手が硬くなったので、瞬間的に「これは霊感だ」と思った。ただちに、高岡市の原霊八幡に駆けつけたが、ますます興奮が激しく、神憑り的言動をするようになった。

翌日深夜、神のおつげを聞いた。「あなたの前世は、八幡の奥の院(原霊八幡の神さま)の娘であり、親子関係があった。その証拠には、左足にホクロがある。あなたの息子は、奥の院の孫にあたる」と。その後ＴＴは、継時的二重人格ならびに錯乱もうろう状態、拒食がいちじるしくなり、同年8月某日往診によって入院した。―以下略。

　この症例は、もともと信心深い家庭的雰囲気で育てられ、中年になって持続的な葛藤がでてきた。これらが現代文化内で解決できなかったとき、彼女はシャーマン的宗教に接近した。そこで感動体験をもち、偶然の出来事を契機に発病したものであり、森田[6]の準備状況と合致している。

　このように、生活史に持続的葛藤をもった症例の発病契機は、ⅰ:偶発的事件のほか、ⅱ:直接的心因(症例5、6、10、13)、ⅲ:加持祈祷(症例1、4)などがあげられる。発病契機がはっきりしない、突発的に憑依状態をきた

す症例 8、9 もある。この場合でも、生活史をみれば持続的葛藤は明らかに存在している。

　発病契機に関して、李[20]、小田[25]らは、新興宗教そのもののもつ要因（祈祷の方法、教祖の言動、教義内容など）が、直接関与している場合があるとのべている。これらの症例においては、ⅲがその典型であり、またⅰ、ⅱでも新興宗教に入っている症例は、なんらかの形で信心そのものが関係している。

　新福は「狐憑き」の研究[11]で、発病契機として、迷信→急性感動体験→異常状態の「原始型」をあげたが、これらは、ⅰやⅱと似かよっている。ただ、狐憑きの地域的迷信とは違って、本稿の症例での迷信とは、漠然としたシャーマン文化の認容といえるだろう。

　生活史上の葛藤以外に 3 例で、宗教選択上の葛藤（症例 1 の天祖光教と別の新興宗教、症例 8 の仏教とキリスト教、症例 9 の浄土真宗と日蓮宗）が、発病契機に関与していた。これは、シャーマン文化内での自我同一性危機（identity crisis）と考えることも可能であり、ヤップ[16]の症例とあわせ注目に値する。

　発病契機と密接な関連はなく、精神病的過程から憑依状態へ移行する症例 12 もいる。はじめ急性統合失調症症状をもって発病し、それらの症状が軽快したある日、突如として、いままでの統合失調症症状は「悪鬼」が憑いていたためだと言いだし、憑依状態に移行した。

　その状態変化は、ある種の統合失調症観にしたがえば、「統合失調症急性期における魔術的神秘的観念による体験の意味づけ」[26]ともとれる。だが一方において、憑依状態とは、シャーマン文化を背景にしてはじめて出現しうるものであることが、力説されなければならないだろう。

　憑依状態が患者の生活史および持続的葛藤と深いかかわりをもつことは、憑依人格（P）そのものの分析からも容易に窺える。

　症例 2 の T T は、「原霊八幡奥の院の娘」になっており、これは彼女の持続的葛藤を霧散させる象徴といえよう。

　神霊が憑いた者は 10 例あり、すべて現実を逃避して、ないしは現実からの救いとして葛藤を解消する働きをもっている。スワンレート

(Suwanlert,S.)[27]が報告した、タイにおける生霊(Phii Pob)憑依の機能に類似している。

その他3例に、祖霊、死霊が憑いた。これらは患者たちの持続的葛藤にもとづいて、現実の状況に警告をあたえ、リーブラ(Lebra,T.S.)[28]の支配的に紀律をしいる役割(dominant, disciplinarian role)ともいえる。

症例9は、体全体に亡舅の霊が、下半身には彼女がかつて堕胎した「無縁仏の霊」(祈祷師の言葉)が憑いた。このような症例はヤップ[16]も記しており、この憑依人格には、訓戒とリーブラ[28]の救済の役割(succourant role)の2つの意図が読みとれる。2例に、不幸の原因の合理化や投影として、狐や悪鬼という憑依人格を対置させているものがあった。

この項のまとめとして、憑依人格に関するヤップ[16]の精神分析的見解を顧みたい。彼によれば憑依とは、「Self」の一部である「Me」の異常な劇化によって起こる状態である、という。すなわち Self(自己)は、正常においてⅠ(主人格)とMe(Ⅰ以外の人格特性で、他者の人格の摂取および同一化の関係において生ずるもの)から成りたっている。正常では、Ⅰが主導権を握っており、Me は下位人格(sub-personification)として、Ⅰのもとに制御されている。

ところが、異常な状況において、たとえば解決されない持続的葛藤ならびに危機的状況では、Me の一部が一時的に、病的なまでに優越して、独立した主人格に発達する。それは、神霊、祖霊などの憑依人格(P)となって、現実の状況をうち破るべく主人格(Ⅰ)と入れ替わってしまう。

これが憑依状態である。これら上述の分析は、主人格による価値の同一化とみればより明白になるが、こうした文化人類学的見方については後述する。

2 憑依とシャーマン文化

憑依現象の社会文化的背景

　森田は「ものつき現象」[29]を、身体および精神のすべての異常をなにものかの憑依や祟りであると迷信的に説明するもの、種々の精神病の憑依妄想、いわゆる祈祷性精神病の人格変換、と3つに分けた。後2者については前節までに従来の臨床精神病理学的観点から詳述した。
　最初の、迷信の背景になっているシャーマン文化—身体・精神の異常のみならず、家庭的社会的ならびに自然現象の異常をも、精霊と関係があるとする—について、以下にのべる。なぜなら、後2者の憑依妄想や人格変換の現象も、シャーマン文化を背景に成りたつものであり、これ抜きにしては、真に患者の状況を了解することができないからである。

【症例9　MI】　37歳　女性　非定型精神病
　生活史　神戸に生まれたが、4歳のとき父が実母と離婚したので、父の実家福井県大野に身を寄せた。彼女は、後妻としてきた継母にいじめられ、嫌な思いばかりしていた。中学卒業と同時に家を飛びだし、北陸地方K温泉の芸者屋女中として住み込んだ。
　昭和36年、職場で知りあった4歳年下の人と熱烈な恋愛結婚をした。夫は、優しく尊敬できる人であった。ただ、長男が生まれた後、彼女自身が子供をつくるのを嫌がったため、昭和46年2月頃から、公然と浮気するようになった。MIの性格は、勝ち気、負けずぎらいである。
　発病契機と症状の経過　以前から創価学会に入っていたが、昭和46年9月頃から夫の浮気をやめさせるため、毎日熱心にお題目を唱えるようになった。どういうわけか拝めば拝むほど頭痛が激しくなり、手足がビリビリとしびれた。
　翌10月にはいると奇妙なことに気がついた。それは腹の中でなにか

が動き、「もうじき死ぬ」という声や、笑い声がすることであった。とても気味悪く、内科で腹部レントゲンを撮ってもらったが原因不明で、そのまま平常どおり生活を続けていた。

昭和46年12月某日、夫が浮気をして夜遅く帰ってきた。急に胸がしめつけられ、体中に寒気が走り、ガタガタと震えて死ぬほど苦しくなった。それは1時間ほどでおさまった。

不思議に思い、京都で霊法会（日蓮宗一派の新興宗教）に入っている姑に連絡をとった。「悪魔かなにかが憑いたためだ。すぐ、こちらにおいで」と言うので、ただちに飛んで行き、修養をはじめた。それにもかかわらず、不眠、体感幻覚、幻味、幻視が出現し、ますます体が衰弱したため、翌年1月某日逃げるように帰ってきた。

汽車が福井の武生駅に近づいたとき、突然、目の前に金色の仏壇が見え、お葬式をしているところやお墓なども見えた。恐ろしくなって後日、福井の金津町で八卦（易者。運勢、姓名判断がよく当たり、その近辺では有名）に行った。占ってもらうと、「あなたは相当迷っているね。南無妙法蓮華経はむいとらん。南無阿弥陀仏で、お経をあげなさい」と指示された。

翌日、大野の実家に帰って相談したところ、金津近郊の春江に住むSばあさん（祈祷師―真宗系）を紹介された。某日、Sばあさんを訪ねて、いままでのことをすべて話した。Sばあさんは、「神さまに相談します」と言って、「南無阿弥陀仏」と唱えはじめた。1時間ほど読経したとき、Sばあさんがバッタリ倒れた。

直後、Sばあさんの口から亡舅の霊がしゃべりだした。「ようきてくれた。わしゃ南無妙法蓮華経は嫌いじゃ。わしがおまえに乗り移っていたのじゃ」と言うので、びっくりしてしまった。

Sばあさんが手まねきするので、そばに行くと、頭を軽く数回なでまわした。すると、いままでビリビリしていた体がスーと楽になった。頻繁に見えていた霊柩車、お墓、カラスもまったく消えてしまった。

そこで、Sばあさんに腹の動きをたずねると、「それは無縁仏（芸者屋にいたとき中絶した胎児の霊）が憑いているためだ」と教えてくれた。
―以下略。

第1章　憑依症候群の臨床と社会文化的状況

表1-4　発病時の宗教・俗信・民間信仰

憑依様式	症例番号	生家宗教	名称	教祖	教義の内容	組織	親和性	憑きものの落とし
Ⅰ型	1	浄土真宗	天祖光教	救世寿	キリスト教、仏教、神道を融合する新興宗教。大宇宙の天祖御子の救世寿を信ずれば、地上天国実現	昭和23年立教し、本部名古屋。信者数3万人	+2	
	2	真宗	原霊八幡	上田神司ほか巫女	原子界（物質界）と霊子界（霊界）を統率する原霊八幡の神道系新興宗教	昭和25年立教。高岡を中心に布教	+3	巫女がお経をとなえ、おつげを伝える
	3	真宗		K先生	善知識（仏の世界に通じている）であるK先生にたよれば、万事がうまくいくという浄土真宗系の祈祷師	自宅でひっそり。信者数600？	+3	お経をとなえ、ノートに書き取り信者に渡す。指圧、薬
	4	真宗		泉院	身の上相談、家相、方位、神のおつげで伝える浄土真宗系の祈祷師にちかい	自宅で秘密にさとされている	+3	お経をとなえ、おつげを伝える
	6	真宗	稲荷教	A先生	霊界に通じるA先生の「おさとり」を持っていれば、凶事から救われる	毎月1回A先生が信者宅へ	+3	お経をとなえ、信者に催眠をかける
	7	日蓮宗	法円寺	不詳	不詳		+3	仲介者をたて、Aを憑からせる
Ⅱ型	8	真宗	生長の家キリスト教	谷口雅春キリスト	すべての宗教は唯一の本源よりでる	昭和5年立教	+2	錬成会で
	9	真宗	創価学会霊法会	牧口常三郎 不詳 Sばあさん	日蓮正宗、王仏冥合、板曼荼羅を本尊 日蓮宗の一派 浄土真宗系の祈祷師	昭和12年立教 神戸に本部 自宅で	+2 +3	修養会 シャーマンに霊が憑く
	10	不詳	不詳					
	11	不詳	不詳					
	12	神宗		M占師	家相・方角・姓名判断		+3	
	13	真宗		祈祷師	不詳			
Ⅲ型	14	真宗	大山祇命	供丸斎	大山祇命（八百万神の最高神）を信心すれば、因縁が切れる。神道系新興宗教	昭和20年立教。石川県に支部	+3	お経をとなえ、おつげを伝え、加持や指圧
	15	真宗	御手会	Rさま	生仏のRさまを信ずれば、万事うまくいく。	高岡自宅に信者を	+3	

この症例MIの社会文化的背景には、本項の書き出しでのべた「ものつき現象」といわれる事象が存在している。この症例MIから、シャーマンおよびシャーマン的宗教、占いをふくめた庶民の心底にながれている俗信や民間信仰、それらを貫いている呪術性、ならびにそれらを認容している日本文化の特性が浮かびあがる。

第一の問題点として、症例MIのように、シャーマン（新興宗教や祈祷師を問わず）と関係があったものは12例ある（表1-4）。このうち私が直接訪問面接した新興宗教（症例1～3、14）について、若干のべたい。

共通している特徴は、教祖がシャーマンの能力をもち精霊の作用を強調していること、教義が既成宗教を統合するような形をとり、多くの神々をみとめていること（極端な例が症例1の天祖光教で、それはキリスト教、仏教、神道の融合を目指している）であった。これらは、他の研究者[4,17,28]の報告とも似かよっており、小西[30]の「多神教のものほど憑依状態になりやすい」という説に一致している。

信者への教えの効果は、新興宗教の一般的通念にもれず、「現世利益」であり、具体的には「無病息災」である。組織が小さいほど、秘密主義で妖しい雰囲気に満ち、症例3のK先生のように祈祷師との区別もつかなくなってしまう。

シャーマンを訪れた憑依患者は、なんらかの形で「憑きもの落とし」を受けている（表1-4）。その方法は、シャーマンの読経だけによるもの（症例2、8）、シャーマンが憑依状態になって「おつげ」を伝えるもの、患者の手や頭に触れて加持をするもの（症例9、14）がある。仲介者を立て、シャーマンの祈祷によって患者の精霊を仲介者に乗り移らせ、それとシャーマンの応答によって、精霊を追いだすもの（症例7）もある。

このような「憑きもの落とし」は、日本[5,14]および世界各地[4,17,28,31]にみられる。追いだした精霊をビンに詰めて土中に埋める[27]という方法もある。「憑きもの落とし」が会衆の前で、または会衆とともに大々的におこなわれるものもある。これは特定の地域や未開民族にみられる、集団的な憑依儀礼といえる。

佐々木[3]はシャーマンの機能について、公共的機能と個人的機能を分

けている。公共的なものとしては、部落祭祀といった共同的呪法、祈願をあげている。一方、この機能は現代文化の浸透しているところでは、激減していく傾向が窺われる。事実、本症例ではまったくみとめられなかった。文献の[3～5]にも前述したように、未開民族や地域的にシャーマン文化の認容されている社会にしかみられない。

　他方、個人的機能は、現代に生きるシャーマンの必須条件である。依頼者に対して、予言、祈願、病気治しをおこなうことであり、その能力によってシャーマンは評価され、栄えるといえる。ここに記述したシャーマンたちは、個人的機能しか持ちあわせず、新興宗教化した場合でも、個人的機能の集団化したものであって、決して公共的機能ではなかった。

　第二の問題点として、症例MIは易者によって異常の原因を説明してもらい、その指示にしたがってSばあさんを訪れ、症状が消失した。同じ傾向は症例12にもみられた。症例12の母は、息子の病気のことを占い師に聞き、「あなたの家に鬼門があるためだ。21日間お祈りをしなさい」と勧められ、熱心に祈祷することによって安心している。

　シャーマンの説明に納得する庶民の素朴な信心は、俗信や民間信仰[5,14]として、現代においてもいたるところでみられる。運転の無事を祈って「お守り」を車に吊るしたり、合格を祈って絵馬を奉納したり、建物の地鎮祭をしたり、結婚式を大安吉日にしたり、枚挙にいとまがない。

　吉田[5]は文化人類学的見地から、これらを貫いている論理を「呪術」であるという。その定義として、「なんらかの目的のために、超自然的存在の助けを借りて、種々の現象を起こさせ、環境を統御しようとするもの」とのべている。俗信ないしは民間信仰とともに、「呪術」[32]の典型が、精霊信仰としての憑依現象、とりわけシャーマン文化といえよう。

　症例MIは、憑依現象を個人的家庭的に信じている。症例5のように隣人がこれを信じ、「患者の症状は亡夫の祟りだから、お稲荷に参って、亡夫の霊を祀らなければならない」と真剣に考えている地域もあった。

　日本でこのような地域的精霊信仰[33,34]が存在しているところは、山陰地方（狐憑き）、四国（犬神つき）が代表的である。そのほか各地に散在しているが、徐々に減少していく傾向のようである。

第三に、このような呪術性を有している日本文化の特性をみよう。諸家は、昭和46年に特集された「日本人」[35]のなかで、それを自然性、情緒性、雑種並存性としている。

　自然性について、日本は、自然と対決したり、自然に屈服したりすることではなく、つねに自然と調和するように心がけてきた。

　古代の日本人は、自然物、もしくは自然現象の一つ一つに精霊をみとめ、それを信仰の対象とし、自然崇拝[14]をおこなっていた。歴史を経るにしたがって、自然崇拝の対象は、神の概念まで高められ[36]、宗教化し、八百万の神をもつ原始神道の母体になった。すなわち、原始神道は、シャーマン的宗教[37]であったわけである。

　情緒性とは、日本人の思考が物事を非合理的、非論理的、感情的にとらえることである。これは、主体と客体、人間と自然、生と死の間すら、明確な境界を引かないことを強調していうのである。

　雑種並存性とは、従来からいわれている日本文化の多様性の側面である。日本人が、種々の外国文化をすばやく吸収消化して、独自の文化をつくってしまうことをいう。その事例として日本の家庭では、日本由来の神棚と、中国由来の仏壇が共存[38]していても、おかしくはないのである。

　この点、中国の思想は、宇宙的全体論[16,30]であり、人間も宇宙体系の一部であるという。日本の自然を背景にしたものと、多少違っている。

　西欧をみれば、それはきびしい論理性と分析性を有した文化[35]である。その土壌に育ったキリスト教[16]は、絶対的超越者を仰ぐユダヤ教に起源をもつ。善悪を峻別し、死ねば天国か煉獄、もしくは地獄へしかゆけない。日本のように、死ねば誰でも仏や神になる思想とは、おおいに異なっている。

　つまり、日本文化の特性は、とくに意識的に呪術を否定しようとはせず、しかも西欧の近代的科学的思考も取りいれ、両者共存の状態で今日まですすんできた。この日本的特性が、シャーマニズムを温存させてきた、といえそうである。

　それにしてもなにゆえ、人は呪術に寄りすがろうとするのであろうか。前述の吉田[5]は、願望の声明（災いからのがれたい）、不安と不満の緩和

（個人的社会的不安の解消）、社会秩序の維持（各地にみられる精霊信仰）、不幸の原因の説明（偶然の謎を解く）などのために、呪術に救いをもとめる、とみている。

たとえ科学技術（自然科学）が高度に発達したとしても、それには限界があるからである。この限界の認識、すなわち、未知の世界が広く存在するところに、人は呪術の領域を信じており、永遠に滅びることなく呪術に心頼みする[14]のであろう。

ひと言にして、本症例たちは、なんらかの意味で現代文化（科学文明）に行きづまって失望し、呪術の虜となった。その結果、シャーマン文化に接近して、ある時点から憑依状態に入ったとおもわれる。

シャーマン文化と現代文化の接点としての憑依症候群

ここでは、これまでの事象を社会文化精神医学的に「状況そのもの」からとらえなおし、従来の臨床精神医学に対して、問題を提起したいとおもう。

【症例3　KW】　44歳　女性　祈祷性精神病
　生活史　　10人同胞の長女として、金沢市郊外山里の信心深い農家に生まれる。19歳のとき結婚したが、昭和31年、夫の一方的提案で田畑を売り、市内寺町に引っ越し風呂屋を開業した。夫は、頭は切れるがワンマンで独断的であった。仕事が軌道にのると、途中から風呂屋をKWにまかせ、自分は木材センターに勤めだした。
　そのため彼女は、家事と風呂屋で多忙になった。次第に、頭痛、不眠、胃痛が出現し、病院通いをはじめたが、なかなかよくならなかった。41歳頃から、金沢では稀といわれる善知識（精霊と交流ができる能力をもった人）、K先生の弟子入りをした。修行により高弟の位まですすみ、自ら近所の人を勧誘するようになった。
　発病契機と症状の経過　　昭和46年8月末から、夫に内緒で、頻繁にK先生のところへ通うようになった。そのためか、夫に対する態度

や言葉づかいがバカ丁寧になり、9月にはいると予言めいたこともしゃべるようになった。

9月末、ついにＫＷは「さとり」をひらいた。目を閉じていると、キラキラ光る水晶のような玉が見え、瞬間「イシンザンゲ」（自分の我を捨てて、すべての人にあやまり、感謝の気持ちをもつ心）を悟った。同時に、自分の体の中に仏が入ってきて、ひとりでに手が動いたり、声が聞こえたりするようになった。

彼女は、「仏法の修行がうまくいったためで、こんなにうれしいことはない」と思った。家族に祝福してもらおうと夫に話したところ、「なぜ、そんなバカなことをする」と、ひどく叱られてしまった。

憑依状態の推移　その日を境にして、ＫＷは寝込んでしまった。翌日も起きてこないので、心配のあまり夫は、口元まで食事を運んだ。だが、彼女は右手で口を押さえたまま眠ったようになり、まったく反応しなくなった。

びっくりした夫は、内科医に往診を頼み、「これは昏睡状態だから、すぐ入院させなさい」と指示され、その夜遅く、某総合病院内科に入院させた。息子が母の様子をＫ先生に問い合わせたところ、「ＫＷは深い仏法の眠りに入っている。心配ない」と言われた。

病院で精査の結果、精神科の病気だと指摘された。すると、眠っていたような状態のＫＷは、途端に大袈裟な身振りで床に正座したり、大声を出して暴れだした。当時を回想して、彼女は、「自分の体の中に沢山の仏が入ってきたようだった」とのべている。

10月某日、精神科病院に転院した。ヒステリー性昏迷を疑い、主治医がイソミタール面接をしたところ、「仏さまが体に入っている」と、小声で答えた。日が経つにつれて問診に応ずるようになった。彼女は「自分の体はガランドウだ。これは仏さまが入っているためだ。とても身軽い」と言い、ベッド上で宙返りをすることもあった。急に泣きだし、夫への不平、不満を訴えた。徐々に憑依状態が消失し、翌年1月退院した。

退院後はなぜか、体は石を背負ったように重く、食欲もなく、元気

がでないといった、つよい心気症状や抑うつ気分を訴えていた。なお後日、主治医の私がK先生を訪ねてKWのことを聞くと、「KWは因縁が深いため憑依病になった」と、前言をひるがえした。―以下略。

この症例KWを、現代文化とシャーマン文化という2つの異なる文化圏に生きる現代人として見直すと、つぎのような消息があざやかにされてくる。それは、現代文化の内部に生きるとき、彼女は持続的葛藤の理由である夫への不満、身体症状の頭痛、不眠、胃痛がなくならなかった。それゆえ、シャーマンであるK先生に接近しだした。

彼女はシャーマン文化に深入りするにしたがって、愁訴が軽快していった。夫に対する態度も見違えるようになり、予言めいたことすら言いだすようになったのである。

つづいて、幻視、幻聴、不随意運動が出現し、憑依状態となり、典型的な同時的二重人格になった。KWは、これを「さとり」の境地に達したと喜び、家族みんなに祝ってもらおうとしたが、夫に叱責されてヒステリー性昏迷状態に入ったといえる。

内科医の往診を受け、昏睡状態だとされて総合病院に入院した。精査の結果、精神科の病気だと指摘された直後、ヒステリー性昏迷から錯乱もうろう状態へ移行した(現代文化で狂人の烙印をおされる)。その状態を息子がK先生に問い合わせ、「KWは深い仏法の眠りに入っているのだから、病気ではない」と言われている(シャーマン文化の見方)。

精神科に転院したときはヒステリー性昏迷であったが、徐々に憑依状態は回復した。現実に目覚めるにしたがって、抑うつ状態や心気症状があらわれ、そのまま退院した(現代文化へ復帰したときの症状)。入院中、K先生の信者で彼女の友人がたずねてきたが、やはり「KWは病気ではない。彼女は予言できるし、わたしも早く彼女の境地に達したい」とのべていた(シャーマン文化側からの見方)。

以上を要約すると、現代文化の代表である、夫、内科医、総合病院ならびに精神科に接するにつれて、憑依状態がつよまり、典型的な祈祷性精神病になった。

一連の状態をシャーマン文化の側からみれば、KW自身、友人およびK先生ものべているように、これはシャーマンへの修行過程であった。ここから当然、憑依患者とシャーマンの関係が浮かびあがってくるが、それは後述する。

　このような視点から、全症例を見直す。症例6は、京都での叔父家族のシャーマン文化的雰囲気から片山津の実家に帰郷し、そこでの現代文化的雰囲気にふれて発病した。実家宛にきた叔父の手紙によると、「京都にいたなら、発病など絶対させなかった」と断言している。

　同じ傾向は、「夫のシャーマン文化への無関心」の症例2、症例1、4、14にもみられる。症例9は、シャーマンのSばあさんのところで憑依状態が軽快し、家人、親類ならびに彼女自身、憑依状態を現代文化としての「精神病」とは考えていなかった。どこまでも、シャーマン文化内の「霊」の問題としてとらえていた。

　これら症例の憑依状態は、シャーマン文化内では夢幻様状態や体感幻覚がつよまっている（症例8、9）。ところが、周囲の"状況そのもの"が現代文化的に変貌していくにしたがって、否むしろ、シャーマン文化が現代文化に圧倒され危機的様相を呈していくにしたがって、より深刻に障害された状態となる。錯乱もうろう状態ないしは緊張病性昏迷があらわれ、典型的な継時的二重人格をともなう「憑依症候群」が出現するのである（症例1～5）。

　言葉をかえれば、現代文化とシャーマン文化の接点に位置する患者たちの"状況そのもの"によって、既述したように種々の憑依様式があらわれている。

　一方、憑依患者を取りまく人びとは、幻覚、不随意運動の段階（図1-1のb、c）では、一般に精神異常とは認定せず、いぶかりながらも患者たちの言動を理解しようとする。

　他方、進行してヒステリー性昏迷や錯乱もうろう状態に移っていくのをみて、はじめて精神科を受診させることが多いようである（表1-5）。なお、症例4はシャーマンに見放されて自分から精神科にきており、症例7は1カ月間の「憑きもの落とし」に効果がなく、むしろシャーマンの勧めで精

表 1-5 患者をとりまく状況

憑依様式	症例番号	シャーマン文化 (Sh) との接触	周囲の状況 患者の憑依状態を認容するか	周囲の状況 Sh を認めるか	患者の状況 Sh を認めるか	患者の状況 自分の憑依状態をどう思うか	誰がなにをみて患者を精神科受診させたか
I型	1	結婚後、天祖光教に入信	夫、信者は認める	夫、信者は不思議だと	認める	神さまからのもの	信者が錯乱、もうろう状態をみて
	2	信心深い家庭。仲良しの姉に勧められ	夫は無関心	夫がおかしいと、霊の問題	認める	病識一時出現	夫が錯乱、もうろう状態をみて
	3	信心深い家庭。34歳S先生、41歳K先生	夫はバカにする。友人は認める	夫はおかしい、K先生は修行だ	認める	修行でヒステリー性昏迷とローゼ	内科でヒステリー性昏迷と診断
	4	前夫と子供の死後、新興宗教に	娘と妹院は因縁を信じる	娘と妹院は因縁と	認める	因縁がわるい	因縁が家族にうつるのを恐れ、本人が精神科へ
	5	信心深くはないが、夫の死後、毎日仏壇で拝む	近所、地域は認める	近所、地域の人は、祟りと	否定はしない	病識不確実	近所の人の錯乱も本人の錯乱もうろう状態をみて
	6	京都の叔父夫婦の勧めでA先生	叔父認め、養子夫婦否定	叔父はしんじ、実家は病気	理解は浅いが認める	救いの神	実家の人が、本人の錯乱をみて
	7	宗教的雰囲気で育ち、日蓮宗の熱心な信者で、	夫・養子夫婦認める	くどいのは病気	認める	神さまがいるため	あるSTで憑をとしたがおちず、僧が病気と
II型	8	高校で生長の家、大学でプロテスタント・カトリックにかわる	叔母は認める	生長の家は霊、身内は異常	認める	霊媒病	叔父が本人の緊張病性昏迷・興奮をみて
	9	信心は深くないが、結婚後真宗ジャーマン学会。	身内は認める	異常ではなく、祟りだ	憑依の原因を、信じる	病気の原因	誰も精神病とはおもわない。体がだるいので内科へ
	10	熱心ではない	所内は異常と	所内は異常と	認めず	病気だった	療養所内で発病
	11	若いころ神社へ。普段は仏壇で	妻は無関心	病気とみる	認める	自分は偉人	錯乱状態をみて、友人、叔父が精神科に連れて
III型	12	発病後、母、本人ともShを信じ、祈祷師や占い師へ	母、M先生認める	母は、M先生の「家の鬼門のため」を信じる	認める	症状の説明として	母が急性統合失調症様状態をみて
	13	本人は熱心でないが、夫、姑は信心深い	地域は認める	夫、聞こえるのはおかしいと	認める	幻聴のあと、認める	夫の幻聴を気にして
	14	不思議心であったが、病弱のため新興宗教に急速に熱心	大山祇命の支部長、母、信者は認める	大山祇命の支部長、神さまの間題	認める	不思議なこと	けいれん発作、失声、独語、発熱
	15	信心深く、創学会に熱中	Rさま、息子認める	息子は〜んと	認める	すばらしいこと	息子の奇妙な仕草をみて

神科を訪れている。

　転帰についてのべる。シャーマン文化内で治癒したものは、よりシャーマン文化を信ずるようになる（症例9、13）。同様に、現代文化内で病識の出現しなかったものも、シャーマン文化への接近を深める。

　憑依状態が軽快しても、シャーマン文化へのあこがれを残しつつ現代文化に取りかこまれている症例9は、イエー（Yeh,E-K.）[39]の報告している、精神症状と神経痛という身体症状交互の、「交代現象」がでている。本項の症例KWは、現代文化内の「心気症」がシャーマン文化で治り、憑依状態が軽快して現代文化に復帰していくにしたがって、ふたたび「心気症」に戻ってしまった。

　シャーマンで憑依状態が治癒することについて、直接訪問したシャーマンたちは、異口同音に、精神科や内科領域の病気は自分たちで治せると強調していた。これについて、プファイファー（Pfeiffer,W.M.）[4]やリー（Rhi,B-Y.）[40]らは、シャーマンの精神療法的意義を指摘している。これは、角度をかえて症例4TMの治療を私がおこなったことと関連して、意義深いものがある。

　症例TMの治療をおこなうにあたって、現代文化に属する主治医は、はじめのうちは通常の臨床精神医学的方法で接していた。その方法で接すれば接するほど、彼女は困惑と不安を示し、日増しに狐が体全体を支配するようになり、継時的二重人格まで至った。

　このような状態をみて、治療の壁を感じた主治医は、彼女と同じシャーマン文化的レベルに立たねばならないことを痛感した。

　それは、医師がシャーマンの役割をすればよいと考え、暗示的に「狐を殺す注射をしてあげよう。10日目には必ず狐がとれる」と彼女に告げ、栄養剤の注射をした。4日目から体の狐がぼんやりしはじめ、20日目に狐は完全に消失したのであった。

　いまのべた暗示療法は、一種の催眠にちかいといえる。催眠法[41]がシャーマン文化から発生したことを顧みれば、当然の結果といえよう。ただ彼女は、憑依状態がなくなった時点でもシャーマン文化にとどまっていた。これを、いかにして現代文化へ復帰させるかが、今後の精神療法的接

近の重要な課題となる。

　15例の症例が所属している文化を、現代文化とシャーマン文化の2つに分けて検討したが、さらに憑依患者とシャーマンの関係についてのべておきたい。

　本項に提示した症例KWをみるとき、現代文化内では「祈祷性精神病」と診断されうるが、シャーマン文化内では佐々木[3]のいう「成巫過程のⅠ型」(修行型)に類似している。もし、周囲の状況、とりわけ身内の態度がシャーマン文化を認容しているならば、彼女は有能なシャーマンになり、K先生に次ぐ高い地位をとりえたとおもわれた。これと同様な事情は症例1、2、7にも考えられる。

　田村[8]も上述のことを指摘しており、家人が巫医(シャーマン)になるのを反対すると、邪病(憑依患者)になる症例があると報告している。加えて田村は、憑依患者とシャーマンを比較して、前者が不随意的無目的であるのに、後者は随意的合目的に憑依状態になるといっている。この後者は職業化して経験をつんだシャーマンにいえることであって、初期の成巫過程においては、ほとんど憑依患者とかわらないシャーマンの例がある、と佐々木[3]は言及している。

　キーフ(Kiev,A.)[17]は、ブードゥー(Voodoo)憑依儀礼を施行しているシャーマンは、自己統制をもって憑依状態に入るという。だが、これを注視している会衆の中から、ときおりヒステリー性の憑依患者が出現し、ブードゥー儀礼に関心のない人から急性精神病としての憑依患者があらわれる、とのべている。

　本章の1・2節をとおして、「憑依症候群」とはいかなる状況において成立するか、という疑問にぶつかる。結論を先にいうならば、憑依症候群とは、現代文化とシャーマン文化の接点において出現するものであり、現代文化内あるいはシャーマン文化内では生じないとおもわれる。

　前述したように、それぞれの異なる文化圏は相互に複雑に入りくみ、ことに現代文化の内部にシャーマン文化が島状に残されており(最近の新聞、雑誌の広告にみられるシャーマン的新興宗教の隆盛など)、逆にシャーマン文

化そのものも現代文化によって汚染されている。

　症例ＫＷのＫ先生が、シャーマン文化内にいるにもかかわらず彼女が精神科病院に入院したことを知ると、前言をひるがえして「あれは憑依病だ」と訂正するなどは、現代文化を巧みに取りいれている証左である。

　本症例たちは、なんらかの意味で現代文化内の危機を感じ、シャーマン文化内に跳びこもうとした。ところが、周囲、なかでも家族の"状況そのもの"が、強力な現代文化に支配されていたため、その接点において憑依症候群が出現したとおもわれる。

　この際、これら症例の治癒方向が、現代文化に復帰するか、シャーマン文化に復帰するかによって、経過および予後に著明な影響があるとおもわれる。症例12は急性精神病から憑依状態に移行したが、シャーマン文化に接近したがゆえに、急性精神病症状が軽快し、比較的急速に治癒の方向があらわれた。同様のことを、ヤップ[16]も記している。これはシャーマン文化圏、とくに未開文明では統合失調症が少ない[42]、という事実と符合しているようである。

　しかし、これら15例のうち9例が再発していることをみれば、たとえシャーマン文化に復帰したとしても、あくまでそれは現代文化内で島状に残されたシャーマン文化であって、つねに危機的状況が待ちうけている、といわなければならない。

　なかんずく、家族の人たちが現代文化内で治癒方向を模索しようとすれば、患者たちは「狂人」の烙印をおされ、長期にわたる薬漬けと有形無形の拘束をうけてしまうだろう。失意と絶望にさいなまされた状況を打破しようとして、ふたたび自由と希望のあるシャーマン文化へ憧れをもつようになることは、これまた、当然の帰結といえるかもしれない。

　もっとも、症例4のように、シャーマン文化内で見放されて症状が悪化した例があり、これはキーフ[17]の症例、ないしは中世の妖術[19]の発病機制とあわせて、興味をそそられる。

　この項でのべてきたことに関連して、ふたたびヤップ[16]の精神分析学的、ことに文化人類学的見解をのべたい。彼によれば、主人格（Ｉ）は普通、他人と首尾一貫した価値体系のなかにおり、もし新たな価値があらわ

れると、それらが自己を貫通するのに抵抗するという。主人格は、新しい価値をうけいれないか、自己の統一性を保持するため、それをふくめて再組織化をおこなう。再組織化が漸次おこなわれるのであれば、病的状態があらわれることは稀であろう。

　だが、周囲の状況が危機的であるがゆえに、緊急に再組織化をおこなわれなければならないときがある。その場合、その状況に応じた一定の下位人格（sub-personification）が、自己を主張しはじめ、主人格のあらゆる行動を支配するようになる。これがまさに、憑依の状態である。

　そのため、多くの憑依人格（P）は、主人格の価値体系に積極的であれ消極的であれ、倫理的関係をもっている。これは、超自然的他者の役割を研究したリーブラ[28]の報告をみても、頷かされることとおもわれる。

　このように論をすすめると、狂気とは、ある価値体系からの疎外（aliénation）であり、狂人とは、疎外された人（aliéné）[42, 43]をいうのである。とくに、臨床医として病者を診るときは、その人のおかれた"状況そのもの"、とりわけ"文化的価値体系そのもの"にも洞察の眼をむける[44]必要がある。それはとりもなおさず、現代文化のアノミー状況そのものをとりあげ、これを止揚していく姿勢とおもわれる。

まとめとして

　精神病理学的および社会文化精神医学的観点に立って、憑依状態を呈した15例を検討し、つぎの結論をえた。

1．憑依状態の様式は、Ⅰ型：人格変換をともなう典型的継時的二重人格、Ⅱ型：憑依人格が主人格の内部に定位されて憑依妄想、幻覚、不随意運動、意識変容をともなう同時的二重人格、Ⅲ型：狭義の憑依に至らないが幻視、幻聴などの宗教的異常体験のみられるもの、に分けられる。
2．生活史に持続的葛藤をもった症例の発病契機には、偶発的事件、直接的心因、加持祈祷があげられる。症例によっては、精神病的過程から憑依状態に移行するものもある。

3．シャーマニズムおよび民間信仰にみられる前論理的、呪術的思考を分析し、その社会的文化的意義を、文化人類学的見地から考察した。
4．各症例を社会文化精神医学的立場から見直すと、憑依症候群は、現代文化とシャーマン文化という2つのまったく異なる文化の接点において出現する、といえた。

　しかも、種々の憑依状態は、患者が2つの異なる文化的状況にどのような姿勢で接触するかによって、その具体的表現に差異があった。
5．ある文化的状況では、シャーマンと憑依患者の境界が明確に区別できない。憑依症候群を呈した精神疾患の経過と予後は、その患者を取りまく文化的"状況そのもの"が、より現代文化的か、よりシャーマン文化的かによって重大な影響をこうむる。
6．憑依患者は、シャーマン文化から疎外された現代人であると同時に、現代文化から疎外されたシャーマンともいえる。この意味で憑依症候群は、これら2つの異なる文化の間で、自我同一性危機を示している。

第2章　奥能登の憑依

1　奥能登と金沢

はじめに

　金沢の病院に在職しているとき、憑依状態を呈する北陸の症例をあつめ1章に論じたが、意外に奥能登の症例が少ないことに驚きをもった。常識的には、中央から遠く離れた辺境の地である奥能登は、民間信仰や習俗が多いであろうし、当然シャーマン文化や憑きもの現象も温存されていると考えられたからである。
　その後、金沢に住む二、三の知人の話を聞き、奥能登についての文献を読むにつれ、奥能登に憑依状態を示す症例があまりみられないことは、奥能登の歴史、とりわけ仏教文化に深くかかわっているとおもわれた。
　本稿は、現在に至るまで文化的同一性[45]を保持している奥能登の仏教文化が、金沢に比べて憑依状態患者のまれな一つの要因であると仮定して、社会文化精神医学的に考察したい。加えて、都市の病理としてのシャーマン文化の興隆についても言及する。

奥能登の歴史と宗教

　能登半島の地形は、567メートルの高洲山を最高峰とする150メートル内外の丘陵地帯で平地はかぎられ、陸続きの隣国とも宝達山脈でへだてられていた。そのため、古く奥能登は、外部との接触を海上交通にたよって

いた。田野は谷間のわずかな場所や、丘陵の上の小台地しかなかった。冬季には苛酷な風雪があった。奥能登の人びとは最初から苦しい生活条件があたえられていた、といわねばならない。

古代の日本は中国大陸との文化交流が盛んであり、日本海側が表玄関であった。日本海に突きでて大陸との距離が短い能登半島は、かなり大規模な交流をおこなっていた。歴史的にも、渤海国の使者がしばしば、奥能登の港に来着したことが記録されている。

同時に、六世紀までの日本は、大和とならんで出雲地方がこのうえなく文化の発展した地域であった。奥能登に、出雲系文化由来のものが濃厚に遺っていることを考えると、この地方との交流も盛んにおこなわれていたのであろう。

このように古いときは、むしろ加賀よりも能登の方が先進地であったといえる。これは、能登が一つの国として正式にみとめられたのが奈良時代はじめの718年であったのに対して、加賀が一つの国として認知されるのが百年以上も遅れた、平安初期823年であった[46]ことからも証明できよう。

しかし、陸路が整備され加賀が中央の京都との交流を深めていくにつれ、能登は時代の推移から取りのこされ、孤立していくようになる。そうはいうものの、奥能登の人びとは、風土の厳しい条件と闘いながら、かつて栄えた文化を維持していこうと努め、時代の変遷に耐えていった。

能登半島を旅行して目につくことは、奥能登の突端や過疎の村、観光ブーム化している場所、どこにいっても寺院が多いことである。これは能登にかぎらず加賀、すなわち石川県全般にみられることであり、石川県が現在でも真宗王国といわれる所以である。

歴史的にみると、能登と加賀の宗教の興亡は、明確に違った道をたどっている。加賀の寺院は全国に共通してみられるように、大領主に依存するか寺みずからが領主化していく方向をとった。それをおこなえない中小寺院は戦国時代までに大部分が衰退し、無住になるか廃寺になってしまうのが普通であった。

一方、能登においてはいったん廃れた寺院であっても、戦国時代から江戸時代にかけてかなりの数が再興されている。その再興者はほとんど村の

有力者、富農であった。能登の宗教を支えるものが、武士でなく領主でもなく富農であったことは、能登の文化を受けつぐ主体が農民、言いかえれば地域住民であったといえる。苛酷な風土や歴史に、粘りづよい住民が文化を維持してきたからこそ、寺院の再建もできたのである。

石川県を真宗王国と前述したが、これらの発端はいうまでもなく、浄土真宗本願寺第八世の蓮如である。畿内にある延暦寺の弾圧をのがれて北陸に向かい、越前と加賀の国境、吉崎に本拠地をさだめ、精力的に布教をはじめた文明3年（1471年）からである。

当時の仏教各派（天台、真言宗など）は、布教の対象をおもに貴族や新興武士におき、農民層は重視しなかった。はじめから布教の対象に農民を見据えたのが、浄土真宗である。

北陸の農民にとっては、従来の奴隷的でみじめな生活から一歩一歩自営の道をすすみ、自分たちの生活や来世のことなどを考える余裕がでてきた時期であった。そのため、この浄土真宗は蓮如の吉崎進出後、わずか数年の間に爆発的にひろがった。ことに、能登の人びとはほとんど本願寺派の門徒になり、「南無阿弥陀仏」の声が山野にくまなく満ちあふれた。

その他、見逃せない宗派としては曹洞宗がある。曹洞宗の能登への進出は浄土真宗よりはやく、永光寺（現在の羽咋市）を開山した1318年である。奥能登へ弘まりだしたのは、門前に総持寺が開創された1321年からである。この総持寺が有名になったのは二代目住持の峨山のためであった。

彼は名もない小農の出身であったが、年少で出家し、天台学を修めた。京都で曹洞禅に心をうごかされてから超人的に布教をおこない、奥能登に確固たる地盤を築いた。この峨山の名声を慕って、奥能登の辺地ではあったが門前の総持寺にあつまる諸国の修行僧は、引きも切らなかった。

宗教精神病理学的に、仏教のこの二宗派が奥能登の人びとに多大な影響をあたえたことは、憑依現象が少ないこと、すなわちシャーマン文化が著明でないこと、と深いかかわりがある。

なぜなら、親鸞がはじめた浄土真宗は、それまでの堕落した既成宗教とは違って、自己の内面を厳しくみつめ、純粋な信心をもとめて、ひたすら阿弥陀仏に帰依することを諭したからである。その教えでは、シャーマン的

宗教で強調される霊的な力、仏の超自然的能力については、説かなかった。

それにもまして、曹洞宗は非シャーマン的宗派である。曹洞禅は道元を開祖としている。彼は、「仏道をならうというは、自己をならうなり。自己をならうというは、自己をわするるなり」といって、他力にたよらない、坐禅による冥想をすすめた。

浄土門（浄土真宗など）と聖道門（曹洞宗など）を宗教精神病理学的に考察した小西[30]は、前者は感銘的情緒的体験、後者は極致的知的体験が信仰の中心である、と指摘する。両者は、精神医学的に精神療法的関与（事実、森田療法は禅思想と密接な関連を有している）こそすれ、精神病理学的事象、ことに祈祷性精神病や憑依状態とは遠い、とのべている。

以上の仏教のほかに、シャーマン文化的要素をそなえる山岳宗教の神道系石動山天平寺信心、原始信仰としての漂着神信仰[47]がある。いずれも奥能登の人びとに強烈な影響をあたえることはなかった。否、奥能登の人びとは、これらのシャーマン文化的信心を巧みに仏教に取りいれ[48]、各宗教との調和をはかって仏教文化の同一性保持に力を尽くしたのであろう。

奥能登は現在でも勇壮華麗な数多くの祭りが残っている。これは集団的に、人びとの鬱積する心理的葛藤の昇華に役立った、とおもわれる。それゆえに、秘密めいて不気味で、霊的能力にたよるシャーマン文化が少ないこと、の一面ともいえそうである。

これらをまとめると、奥能登は歴史的に文化が高く、文化を担う主体が地域住民であり、厳しい風土と闘いながら、しぶとく同一性を保持しようと努力していた。仏教が普及しても、それらは非シャーマン文化的な浄土真宗と曹洞宗がおもなものであった。

集団的に心理的葛藤を昇華させる祭りも数多くおこなわれていた。それらの事実が、森羅万象を精霊と結びつけるシャーマン文化は育たず、動物霊の憑きもの筋は皆無であった[33]理由であろう。

現代においては、出稼ぎ、過疎、観光ブームなどによる社会情勢の急激な変化が、奥能登の住民に同一性保持を困難にさせつつある。これは、徐々にシャーマン文化が浸透する可能性がでてきているといえよう。

金沢との比較

　前項で、奥能登に憑依患者が少ない要因として、非シャーマン文化的歴史的背景を説明したが、ここでは金沢と奥能登の憑依患者を具体的に比べつつ、その意義を考察したい。

　症例については、奥能登は内浦にあるU総合病院神経科を昭和43年6月から昭和47年6月までの4年間に受診した全入院および外来患者のなかから選び、金沢はG病院を昭和46年10月から昭和47年7月までの10カ月間に入院した全入院患者のなかから選んだ。この場合、金沢の症例のなかには奥能登以外の能登たとえば口能登の羽咋市の患者もふくめた。

　その結果を表2-1に示した。4年間のU病院神経科の全入院および外来患者のうち憑依状態を呈したものは7人、それに比べて10カ月間のG病院全入院患者のうち憑依状態を呈したものは9人いる。これを両病院約1年間の割合になおすと、金沢は奥能登の8倍もの憑依状態を呈する患者が発生していることになる。

　つぎに、憑依状態の様式についてのべる。1章で憑依様式を、平素の人格が変換して憑依した人格の振る舞いをする継時的二重人格をⅠ型、人格の変換はしないが幻視や幻聴および憑依妄想のある同時的二重人格をⅡ型、狭義の憑依には至らないが幻視や幻聴および誰かがそばにいるという実体的意識性などをともなう宗教的異常体験を有するものをⅢ型、として記述した。

　この憑依様式にそって奥能登の患者7人と金沢の患者9人を分けると、

表2-1　憑依患者　(人)

	U病院神経科	G病院
全患者数	733	457
憑依患者	7	9

表2-2　憑依様式　(人)

	奥能登	金沢
Ⅰ型	3	5
Ⅱ型	3	3
Ⅲ型	1	1
計	7	9

表 2-2 のようになる。金沢ではⅠ型がやや多いといえる。奥能登の7症例については、憑依状態の具体的病像を表 2-3 に示した。

表 2-2 と表 2-3 からいえることは、憑依状態の典型であるⅠ型について、奥能登の3例をみると、たとえ継時的二重人格の人格変換をおこなっても意識障害をともなうものは1例だけである。ところが、金沢の5例はいちじるしい意識障害をともなっている。これは、奥能登の憑依状態が軽いことを匂わせている。

憑依人格も、夫とか神さまあるいはタヌキなど日常の素朴な信心を取りいれたものが多く、金沢のような新興宗教の教祖はいない。憑依患者とこの新興宗教とのかかわりを調べると表 2-4 のようになるが、金沢では9症例のうち7人がなんらかのかたちで新興宗教に関係していた。

このように、奥能登は金沢に比べて、憑依患者の発生が少なく、憑依状

表 2-3　奥能登の憑依

憑依様式	症例番号	幻覚	憑依人格	人格変換	不随意運動	振る舞いと感情	意識障害
Ⅰ型	1*	幻聴	夫	継時	＋	不安と陶酔	もうろう
	2	幻聴	ミョウケン・タヌキ	継時	＋	演技的	－
	3	?	ミョウケン	継時	－	演技的	－
Ⅱ型	4*	幻聴・幻視	神さま	同時	＋	恐怖と児戯的	－
	5	幻視?	タヌキ?	同時	＋	躁状態	－
	6		鳥	同時	＋	演技的	－
Ⅲ型	7*	幻聴・幻視	金比羅	－	－	演技的	－

＊症例報告

表 2-4　新興宗教
(人)

	奥能登（7人中）	金沢（9人中）
新興宗教	0	7

態の病像も軽かった。憑依する人格も、素朴な日常の信心にもとづいたものであり、新興宗教とかかわりをもつものはなかった。

奥能登に憑依患者が少ないことは、前節で歴史的宗教的背景から考察した。ひと言でいえば、非シャーマン的宗教が主流をしめ、地域住民のあいだで同一性の保持がなされていたからである。

では、金沢において現在、なにゆえ奥能登に比べて憑依患者が多いのであろうか。これは、かつて加賀百万石といわれた金沢が、明治以来の近代化の過程で価値意識が変貌し、急速に同一性の保持が崩壊しつつあるため、と考えられる。

金沢のそのような歴史的経過について、簡単にのべる。金沢は歴史と文化の担い手が、奥能登の農民や住民主体とは異なって、武士、その代表の大名であった。それが、明治維新という大きな社会変動によって終焉する時を同じくして、金沢の人びとに虚脱感と沈滞感が支配した。加えるに、全国の各都市にみられる資本主義的産業構造からも取りのこされた。戦前の金沢は、表面的には奥ゆかしいながらも反面、保守的退嬰的雰囲気がながれていた[46]ようである。

さらに、真宗王国といわれてはいたが、既成宗教は時代の変化に対応しきれず、無力化していた。宗教人のなかから、それにあきたらない人びとが刷新の旗をかかげて新宗団を創設し、価値基準の混乱している一般の人びともすがっていった。この新興宗教は、価値の混乱している時代にあって、目前の現実的利益の追求を前面に押しだし、それを霊的力によって解決できること、とりわけシャーマン文化的要素を強調するようになっていた。

金沢の憑依患者は、新興宗教と接触している人の多いことを前述した。それらの教祖はすべて、霊的力、たとえば仏の世界に通じる、霊界と交流できる、祈祷によって仏あるいは神が自分の体に入る、というシャーマンの機能をもっていた。

1章で憑依患者は、現代文化とシャーマン文化の接点において成立するとのべた。これはある個人が、現代文化内だけに生活したり、シャーマン文化内だけにどっぷりつかって生きているのであれば、つまり各々の文化

内で同一性を保持しているのであれば、憑依状態は出現しないといえる。

ところが、片や現代文化に危機を感じてシャーマン文化に跳びこもうとし、片やシャーマン文化から現代文化に復帰しようとする事態に追いこまれる場合がある。そこで、2つの相異なる文化と同一性を保持することができないとき、その接点において憑依状態が露わになる。憑依患者は、現代文化から疎外されたシャーマンであるとともにまた、シャーマン文化から疎外された現代人なのである。

金沢においては、同一性を保持すべき現代文化が混沌としているため、それに危機を感じた人びとはシャーマン文化的宗教に接近しようとする。それと同一化できればシャーマン（教祖）か有能な信徒になりえるが、周囲の状況が堅固な現代文化に支配されているため、それもできない。結局、憑依患者になって精神科を訪れることになる。

奥能登においては、必ずしも現代文化的状況がつよくはなく、仏教文化にもとづく同一性が保持されていた。歴史的にシャーマン文化が栄えたわけでもなく、現代文化とシャーマン文化に同一性危機を感じる人がそれほど多くはない、といえよう。

にもかかわらず、奥能登で現在7人の憑依患者が発生していることは、現代文化とシャーマン文化の両者に同一性の保持を困難にする状況が、徐々にではあるが現出していることを物語っている。

この点について、奥能登の憑依患者の発生を荻野の分類[49]した地区別にみると表2-5のようになる。Naは奥能登の五大都市、穴水、門前、

表2-5　奥能登内・外発病

(人)

	奥能登内発病	奥能登外発病	計
Na	0	0	0
Nb	1	1	2
Nc	4	1	5
計	5	2	7

宇出津、飯田、輪島のことで、観光ブームにのって急速に都市文化の影響をうけている地区である。Nb は鳳至郡および輪島市郊外の過疎地域。Nc は珠洲郡および珠洲市で、歴史的にみて文化の栄えた時代はあるものの、現在は過疎になりつつある地域である。

　表 2-5 からみると、都市文化の影響をうけて従来の価値基準が混乱しているとおもわれる Na で、憑依患者の発生はゼロになっている。これは、もともとシャーマン文化的要素が少ないところに現代文化が浸透してきても、現代文化とシャーマン文化との同一性危機である憑依状態は、出現しないのであろう。

　さて、奥能登の憑依患者 7 人のうち 5 人が、Nc から発生しているのはなにを意味するのであろうか。荻野は Nc について、統合失調症の病型からみると破瓜型が多いと示唆している。これは、この地域の伝統的閉鎖的文化ゆえの、自己完結的価値体系と関連がある[49]とのべている。それに加えて、奥能登でこの地域は、金沢にならぶ歴史的文化的過程があったためではないか、とも考えている。

　この Nc 地区は、歴史的に珠洲郡の松波には武家である豪族畠山の居城があり、大谷には平大納言時忠の子孫と語りつがれる時国家がある。奥能登の他の地域の住民主体の文化とは別に、武家および公家文化が栄えた、とおもわれる。この文化は時代を経るにしたがって形骸化していくが、それに固執して閉鎖的文化をつくりあげていた。そのため、シャーマン文化的要素が浸透し、同一性の保持が困難になるような現代に至って、金沢と類似の憑依患者が発生している、といえないだろうか。

　表 2-5 から憑依状態の奥能登内・外発病をみると、2 例が奥能登外で発病している。これは同一性の保持が、奥能登内より外で危機に晒されやすいためといえる。奥能登内にあっても、土着の奥能登人でない他所から奥能登に移住してきた人びとに、同一性の危機が生じやすい。次節では、そのような状況で発病した憑依患者を、具体的にあげることにする。

2　同一性危機の状況

症例分析

　奥能登の憑依状態の症例をとおして、論述してきた社会文化精神医学的視点から、同一性危機の状況を顧みたい。

【症例1　KI】　29歳　女性　Nb

　生活史の概略　大阪で生まれたが、父の仕事の関係で幼稚園のころ琵琶湖畔の町に引っ越し、小学5年まで過ごした。父はそこで事業に失敗した。借金返済の資金をつくるため、能登の鉄道建設に従事しようと思いたち、KIが中学1年のころ奥能登の町に住みついた。

　KIは中卒後、以前に住んだことのある琵琶湖畔の町に就職したが、気位が高く都会ずれした町の気風を嫌がり、1年半後に奥能登に舞い戻った。KIは、奥能登の人は親切で優しい、と言っている。

　その後、食堂のウエイトレスとして働くようになった。地元のある男性と恋仲になり、当時19歳ではあったが、親の反対を押しきって結婚した。怒った両親はKIを勘当した。彼女は結婚後一度も両親のところへ行かず、夫もKIの両親に反感をもっていた。

　夫は酒飲みであったが優しい人で、戦死した実父の墓参りを熱心におこなう信心深い人でもあった。姑も実母より気やすく話せる人であった。つぎつぎと3人の子に恵まれ、毎日楽しい親子水入らずの生活が続いた。

　生活の急変　結婚7年目、夫が胃がんに倒れ、手術後10日目に急死してから、生活はどん底に突きおとされてしまった。当時、子供が幼少で、役所から生活保護の援助を受けなければ生活できなかった。近所から白い目でみられ、肩身が狭くなった。

　KIは、小遣いかせぎに田畑の手伝いをしたが、ときおり食事に事

欠くことがでてきた。自分はパンくずで我慢し、子供たちにはひもじい思いをさせないよう、気をくばった。

亡夫へは毎朝、仏壇に向かって、「とうちゃん行ってくるからね」とお祈りし、仕事から帰ると「ただいま」と声をかけた。生きている人へ話すように挨拶した。墓参りも熱心におこなったので、近所からは「願かけ女房」と噂されるほどであった。

発病契機と症状の経過　一番下の子が隣家で大切にしているお稲荷さんの石を踏みつけ、母のＫＩがきつい注意を受けた。あるとき、子供に夫のベルトをさせたところ、近所の人から盗んだものだとからかわれ、ショックを受けた。

その日から、ＫＩは落ち着きなく徘徊するようになった。ある深夜、突然、夫の愛用していたオートバイの音が聞こえ、びっくりした。つづいて、夫の声で「おーい、おーい」という呼びかけがあり、「こんなところにいてもだめや。子供と一緒に早くこいや」とさそいの声があった。

寒気が走り、電気がビリビリかかったようになって、亡夫の霊が体内に入った。目つき、声なども夫そっくりになり、いまにも死にそうで苦しくなった。逆に、周囲が急に明るくなって、救われたようになった。近所の家へあがりこみ、「いい墓石を運んでくれてありがとう」と、亡夫の声色そっくりにしゃべりだした。

びっくりした隣人は、病院に往診依頼の電話をした。某精神科病院から往診に行くと、ＫＩは、医師を警察官だ、救急車をパトカーだと言い、「わたしはＴ雄です」と亡夫の口調で話すのであった。入院時、不眠、困惑、人物誤認があり、意識はもうろう状態であった。数週間の精神科的治療で回復し、退院した。

この症例は夫の死後、激変した生活に耐えていたが、近所との葛藤から憑依状態になり、幻聴とともに夫の人格に変換する典型的継時的二重人格になった。人物誤認、錯視、もうろう状態があり、精神科病院に入院し治癒したものである。憑依様式はⅠ型である。

本症例を社会文化精神医学的に考察してみる。ＫＩは生来からの奥能登

人ではなく、中学時代に移り住んできた「よそ者」であった。一方、KI は、奥能登の優しい人情にふれて、この風土が好きになり、奥能登と同一性を保持しようとする。それが具体的には夫、姑、子供らに一生懸命尽くすことにあらわれている。他方、「よそもの」的価値の象徴である琵琶湖畔の町や両親からは、物理的にも心理的にも離れている。

奥能登との同一性保持は、夫が生きているときは順調であったが、夫の急死後、困難になった。近所の人から白眼視され、近所付き合いが悪くなり、近隣との葛藤が出現した。そこでKIは、亡夫に毎日線香をあげ、頻回に墓参りをするというシャーマン文化的側面から同一性を保持しようと努力した。

そして、その方法で現実的葛藤を処理できなくなったとき、病的状態、亡夫の霊が乗り移る憑依状態になることによって、一時的に解決したのである。「自分は夫である」という言明は、KIと奥能登との同一性をあらわしているといえよう。

【症例4　NT】　18歳　女性　Nc

生活史の概略　昭和28年生まれのNTの実家は、両親が終戦後満州から引き揚げ、奥能登外浦の部落に住みついた関係もあって、貧しかった。

NTが小学6年のとき、自宅が原因不明の火事になり、類焼3軒にひろがり、村八分になった。母は再婚で、前夫との間にできた子供を連れてきた。NTは、頭のよいそのM姉とは合わなかった。M姉は17歳のとき家を離れ、関西へ行ってしまった。NTは中学まで勉強がまったくできず、知能は低かった。

中卒後、部落の人びとがよく行く関西の工場に就職した。ただ、理由もなくときどき仕事を無断で休み、金沢や東京へふらっと出かけては、警察に保護されることがあった。職場の人や関西在住の姉から、何回も注意を受けていた。

NTは、職場の人から噂され、邪魔されているように思い、M姉に自分の貯金をだまし盗られた、と信じこむようになった。NTは、自

分の放浪癖や対人関係をなおそうと、キリスト教会へ行ったこともある。結局、職場ではうまくいかず、ある年の夏、両親に帰郷させられてしまった。

憑依状態の出現　　帰郷後、自宅で拝んでいると、急に手が動きだし、つづいて低い声で「憎いやつ」と聞こえてきた。山に行くとお化けや人魂が見えた。数日後、のどから血を流した人が、体のなかに入った。ＮＴは、「神さまがわたしの体に乗り移り、キリスト様はわたしのパパで、マリア様はママだ」と言うようになった。「キリスト様が天国へこいといっている。死人にされそうだ。両親は偽者だ」とも訴えた。

　ＮＴの憑依様式は、幻聴、幻視ならびに憑依妄想のある同時的二重人格のⅡ型である。社会文化精神医学的に検討すると、中卒後、両親およびその村を逃げるようにして関西のある職場へ出た。その職場やＭ姉は、嫌いな両親や育った村そのものであった。それとの同一性を断ちきろうとして、金沢や東京へ放浪したり、教会へ行ったりするが、いつも引きもどされ帰郷させられてしまう。

　ＮＴにとって帰郷は、いやな価値と無理に同一性を保たねばならず、それからのがれようとして、憑依状態になった。そのなかで、ＮＴにとって好ましい価値である神、キリスト、マリアと同一性を保持し、両親を否定することによって、嫌な奥能登との同一性を破棄したといえる。

【症例7　ＫＭ】　51歳　女性　Ｎｃ

　家族歴と生活史　　父方は平家の落武者時国家と関係する由緒ある血筋の子孫で、実家には鉄かぶとや剣などが遺っていた。長兄は、当時の村としては異例の、東京の有名私立大学物理学科を卒業している。ＫＭは中卒後、京都で半年間女中奉公をした。帰郷後農業に従事し、21歳のとき見合い結婚をした。夫は几帳面で信心深く、頭もよかった。のんきで不信心で頭のわるいＫＭは、平素まったく夫に頭があがらない。

　発病契機と症状の経過　　近所に非行少年をかかえた家庭があり、

その子をめぐって嫁と姑が対立しているのをみて、なにか世話をしてあげたいと思っていた。ただ、いつも軽はずみに行動しては、夫に叱られることが多かったので、思いあまっていた。

ある日、その問題について、男の声で命令してきたのでびっくりした。そのとおり行動すると、事実とぴったり合うので二度びっくりした。以後、ときどき幻聴が聞こえてきたが、ほとんど当たるので不思議だった。

あるとき幻聴の命令で、夫や息子たちと二上山へお参りに行ったこともある。自車で行くことになり、はじめは夫が運転する予定であった。それなのに、幻聴の主がＫＭの耳元で「息子にやらせろ」と言ったので、夫に無理に頼んで息子にかわってもらった。夫はＫＭがいちいち誰かと話して命令するので、うす気味悪かった。幻聴の主は、後席にＫＭと並んで座っているようであり、恐ろしくなって為すがままにさせていた。

帰途はＫＭと夫の二人、汽車で帰ることになった。車中、夫がおそるおそる「あの人はどうなった。今日はおまえと一緒だったが、手もさわれんかった」と聞いた。すると、空いている前席で「クッ、クッ」と笑い声がして、「仏というもんはそんな色気には無関心だから、手でも足でもさわれ」と聞こえてきた。ＫＭが「どこまで行くのか」と問いかけると、「わしゃ金比羅だから四国に帰る」と言う。その時、いつか息子が万博で買ってきた、掛け軸の金比羅そっくりの顔が見えた。つづいて、「あんたは本当に気持ちの美しい、優しい人や。あんたを幸福にしてやるよ」と言いのこして、声は消えた。

この症例の憑依様式は、幻聴、幻視、実体的意識性[50]の同伴者幻覚を有する典型的なⅢ型である。社会文化精神医学的にみると、ＫＭにとって夫は、現代奥能登の同一性を象徴している。平生は従っていても、心底から納得できないＫＭは、なんとか自分の由緒ある伝統にもとづいた優しさ、人情の深さという価値を主張しようとする。

それなのに、現実は夫に抑えられており、近隣の問題をきっかけに、そ

れを憑依状態によって達成したといえる。すなわち、KMに憑依した金比羅の力によって、夫を動かし、命令し、圧倒して、自分の優しいこと、情のあること、を証明しようとするのであった。

なお、この症例KMは1章の症例13と同一人物である。

以上をまとめると、症例KIは夫の急死によって奥能登との同一性が崩壊した。症例NTは奥能登から脱出し外部と同一性をえようとして失敗した。症例KMは夫の現代的気質に不信を感じて古い伝統的な同一性を主張しようとした。

その結果、いずれも危機的状況に陥り、憑依状態になってその人に好ましい同一性を実現するのであった。言いかえれば、症例KIは本来のよそ者意識が、症例NTは奥能登からの脱出の試みが、症例KMは伝統的閉鎖的な体質が、各々の発病契機になっている。

このようにみてくると、これらの人びとは、状況そのものを取りいれ、自己とそのおかれた現代的文化的価値体系との同一性を保持しようとする、防衛機制が弱体であった。反面、シャーマン文化と同一化することもままならず、同一性危機になり、それら両者の接点で憑依状態を呈したのであろう。

都市病理としてのシャーマン文化

奥能登においては、金沢に比べて現代まで地域文化的同一性が保持されている。ただし、症例分析でみたように、よそ者、外への脱出、伝統への執着といったような事態から同一性危機がはじまっている。

といって、それらはなお、個人的レベルでの同一性危機が主である。だが、これから観光ブームの激化や巨大開発による大都市化といった社会状況に至れば、同一性危機が文化的社会的レベルまで拡大するであろう。こうなると、シャーマン文化が浸透して、憑依患者がさらに増加するとおもわれる。

金沢においては、同一性の危機がすでに個人的レベルのみではなく、文

化的社会的レベルまで達している。それゆえ、シャーマン的新興宗教が各所にみられるのであり、これは現代の大都市についてもいえることであろう。

　大都市には、一定の社会文化的価値基準がない。人びとは価値の同一性をもとめることができず、価値混乱のなかに放りだされている。かえって、頼みの綱としていた自然科学至上主義的文明が、逆に公害や交通事故、自然破壊など、人間を苦しめ、圧迫し、破綻をきたしている。現代に生きる人びとは、なにを拠り所にしてよいか、混乱をきわめている。

　そのような社会状況のとき、超自然的霊力を強調し、それを信心すれば現実的利益がえられると説く宗教、シャーマン文化的背景にもとづいた新興宗教が興隆するのは当然であろう。

まとめとして

　東京の町を歩いても、注意して観察すれば、ひっそりと小さな看板をかかげた新興宗教にぶつかることは、まれではない。ちまたで騒がれているものに、超能力や四次元の世界、密教などの超自然現象ブームがある。これは、いずれも現代文化の衣を着ているものの、シャーマン文化的背景を抜きにしては考えられない。少なくなったとはいえ、東京という大都市にも憑依患者が発生する余地がある、とおもわれる。

第3章　憑依の人格変換

1　人格変換の典型例

はじめに

　一般に狐憑きや神憑りとして知られている憑依状態は、精神医学的に、自動運動、作為体験、実体的意識性、幻覚、憑依妄想、宗教妄想、意識変化、人格変換などの症状からなる。実際の臨床では、それらの症状のさまざまな組みあわせによって病像が形成されている。

　しかも、これらの症状を呈する人びとは、各種の精神疾患を病むものから、精神医学的には正常範囲のシャーマン（巫者）[3]まで多岐にわたっている。憑依状態の研究が、精神医学のみならず、社会学、文化人類学、宗教学の対象にもなっている所以である。

憑依の中核症状

　精神医学分野においても、従来の研究は、種々の視点からおこなわれている。エステルライヒ（Oesterreich,T.K.）[51]は、症状記述的に意識変化や継時的二重人格[9]としての人格変換の有無をのべている。荻野[52]はジャネの心的エネルギー説をもとに、憑依状態は、心因性反応が著明なものほど二重人格の傾向があり、統合失調症様反応に近似なものほど副意識（憑依人格）が主意識（自我）全体に浸透する、という。

　森田[6]は、憑依状態が加持祈祷という特殊な状況で発病することに注

目して、祈祷性精神病と名づけた。病態は心因性疾患であろうといい、早発性痴呆（現在の統合失調症）との鑑別は人格変換が重要である、とのべている。祈祷性精神病について村上[9]は、心因要素のつよい変質性精神病の一型であるとし、森田の心因一元説を退けている。最近、大宮司ら[53]は憑依状態を、心因性と統合失調症性とに分け、心因性のものほど人格変換が生じやすい、とした。

症状を比較精神医学的にみたものとして、ラングネス（Langness,L.）[54]の憑依とヒステリー性精神病（アモックやラターなど）があるが、個々の症状の詳しい分析はおこなっていない。ヤップ（Yap,P.M.）[55]はそれを一歩すすめて、アモック、ラター、コロー、および憑依などを、その地域の文化と関連する病像ととらえ、「文化結合症候群」と呼称し、病因論的に考察している。

宮本[56]は、日本の憑依状態が諸外国に比べ、ほぼすべての精神疾患に出現するという事実から、日本人の自我構造を憑依親和型ならびに自我拡大型である、とのべた。

これまで1・2章において、憑依状態を、精神病理学的および社会文化精神医学的視点から論じてきた。そこでつねに念頭にあったのは本節はじめにあげた症状のうち、どれが典型的な憑依状態の症状なのか、という点であった。そのことに関して、1章で人格変換を起こす憑依状態が典型的であると示唆したが、前述の森田[6]や村上[9]でも、それが強調されていた。

ただ、人格変換とはいっても、意識変化をともなわないもの、緊張病性昏迷に陥り憑依人格としての動作はおこなっているが言語的交流のないもの[53]まであること、を知った。

その後、自験例を重ねるにしたがって、憑依状態の中核症状とは、意識変化をともない、人格変換をしつつ、現実的他者へ働きかけをおこなう、という3要素が最重要であると考えるに至った。

これらについて、前述の文献で人格変換を優先しているものは散見されるが[6,9,52]、明確に3条件をとりあげ、特定の疾患との関連で論じているものはない。そこでは、憑依状態の疾患論か[6,9,51,52]、他の疾患、ないしは自我構造との比較[55,56]などが主であった。とりわけ、人格変換症状を

直接論考したものは、佐々木[3]のトランス・スピーチのみであった。

本稿では、憑依状態の典型的症状の一つとおもわれる人格変換、ことに意識変化をともないつつ現実的他者へ働きかけをおこなう人格変換、に的をしぼりたい。加えるに、そのような典型的人格変換をおこなう疾患と、そうでない疾患について言及し、それらの差異が自我構造といかなる関係にあるか、若干の考察を試みる。

対象と方法

対象には、昭和47年から昭和54年までに経験した精神疾患のうち、憑依状態を呈した42例中、意識変化を背景にして人格変換をきたし、かつ現実的他者へなんらかの働きかけをおこなっている6例を選んだ。この6例は、上記の3条件（人格変換・意識変化・現実的他者へ働きかけ）を完全にそなえているものである。1章の憑依様式にしたがえば、継時的二重人格に至るⅠ型であるが、42例のなかで3条件を有するものが6例とは希有といえるだろう。

比較のため、意識変化は起こしているものの現実的他者へ働きかけができない1例、および自覚的には人格変換様の言動を訴えるが他覚的にはその所見のない1例を加え、合計8例とした。

表3-1　症例一覧

症例番号	姓名	性	年齢	診断	経過
1	SE*	女	52	祈祷性精神病	一過性
2	WK*	女	49	祈祷性精神病	一過性・再発
3	YK*	女	45	祈祷性精神病	一過性
4	TT	女	56	祈祷性精神病	一過性・再発
5	ZT*	女	16	憑依性精神病	一過性
6	KI	女	29	憑依性精神病	一過性
7	TM	女	67	非定型精神病	再発性
8	SS	女	25	統合失調症	慢性

＊症例呈示

症例の一覧を表3-1に示す。診断の祈祷性精神病とは、森田[6]のいう加持祈祷によって発病し典型的な経過をとる憑依状態である。憑依性精神病とは、状態像や経過が森田の祈祷性精神病に似てはいるものの、発病状況に加持祈祷が関与していないものである。

次項で、上述した典型例6例のなかから4例をとりあげ、報告する。つぎに、それら4例の憑依状態、すなわち3条件（人格変換・意識変化・現実的他者へ働きかけ）を記述現象学的に分析する。その結果を、残りの4例もしくは文献例と対比しつつ、検討する。それによって、人格変換、意識変化、および現実的他者へ働きかけの各々の構造をさぐり、基礎疾患との関連についてものべたい。

症例報告

【症例1　SE】　52歳　女性　祈祷性精神病

発病の契機　40歳頃より神経性頭痛および心気症状が出現した。複数の医療機関を受診したが軽快せず、ときどき町のカミサマに拝んでもらい、小康をえていた。49歳のとき夫が脳卒中で死去した。そのころから某市にあるシャーマニズムの色濃い寺院に出入りするようになり、「お上人さま」と呼ばれる僧侶から、祈祷と加持を受けていた。毎月2〜4回その寺に通い、憑きもの落としの祈祷をしてもらった。

憑依状態の出現　52歳の某日、いつものようにお上人さまにお祈りをしてもらい、30分経過した。予期に反して、自分の口が動きだし、過去のことをしゃべりだした。声色は自分の声であったが、しゃべっているのは憑いたものそのものであり、自分ではどうすることもできなかった。

お上人さまが誘導して、色々のことを聞きだしてくれた。このあと不思議なことに、頭痛やその他の心気症状がまったく消失してしまった。約2週間で効果がなくなり、くり返し訪れては祈祷してもらい、現在まで6年ちかく通っている。

これらの憑依状態は、あくまで寺院でお上人さまに祈祷をしてもらっ

ているときだけであった。

　ところが、56歳の某日、突然、自宅でも出現した。その日、仏壇の前で祈祷をしていたところ、胸の前で合掌していた両手が、急にグイグイと挙がっていった。お経の最後にきたところ自然に声が高くなり、「成仏した。このままお寺へ行け」という言葉が口から出た。

　人格変換　　守護神が憑いて自分の口を借りてしゃべるのだと思ったが、どうすることもできなかった。家族には、「わたしは母さんであって母さんでない」、「わたしは神だ。お米、お塩を仏にちょっとあげれ。これは神のおつげだ」と、命令口調であった。ときには、「キツネだ」と跳びはねるようにもなった。

　後日の陳述によると、本人に守護神が憑いたとき、自分ではどうすることもできなかったという。意志に反して2階にあがり、孫のわるさを見て、自然に手が動いてしまうこともあった。守護神は胸のなかで沢山のことを声で教えるが、不思議だと思うだけで恐怖感はなかった。これらの憑依状態は、洗面所で口をすすぐまで続いた。おわったあとは、そのときのことがぼんやりと夢のようであり、細部までは憶えていない。

　本人は、1年前から持続していた中等度の抑うつ状態が回復し、平常な精神状態に戻っている。

　症例SEは、52歳で寺院のお上人さまから誘導されて、精神運動性言語幻覚[57]や憑依妄想、および人格変換が出現した。56歳になって、憑依状態が場所を選ばず、頻発するようになった。その症状は、自動運動、精神運動性言語幻覚、憑依妄想、口内異常感、体内幻聴、作為体験、人格変換、軽度の意識変化、錯乱興奮、部分健忘などである。

【症例2　WK】　49歳　女性　祈祷性精神病
　発病の契機　　30代に2回ぐらい憑依状態になり入院しているが、いずれも1カ月で軽快している。今回は、昭和52年7月初旬より不眠傾向が出現し、祈祷に熱中するようになった。徐々に多弁多動になり、

夫や家族のものに乱暴するようになったので、某病院へ緊急入院した。

入院時、両手を合わせて声高に「南無妙法蓮華経、南無妙法蓮華経」と唱えている。看護師が静かにするように諭すと、「ひとりでに拝まされて、声が出てしまう」と言う。水をあげると、「どうもありがとう」と普段の声に戻るが、すぐに声高なお経にかわってしまう。

憑依状態の出現　その晩、「体のなかに狐がいる。いや猫だ。うるさい」と言って極度に興奮した。深夜中、浪曲調に大声で、「南無妙法蓮華経、南無妙法蓮華経。ミヨさま、会長さま。このわたくしは、そんなに悪いことをしていません。いままでみんなのために、尽くしてきました」と叫ぶ。看護師が声をかけると、急に声色を平常の音量に戻し、「ハイ」と返事する。すぐに浪曲調になり、その夜は一睡もせず、しゃべり続けた。

翌朝の採血時には、「さわらないでください。あなたさまはどなた様ですか。ああ看護婦さまですか。お客さんに対して失礼じゃございませんか」と浪曲調だが、食事を運ぶと、急に普通の声に戻って礼をする。

人格変換　ときには、「わたしを誰だと思っているのですか。それが患者さんに対する態度ですか」と語気荒々しく、「わたしは、患者じゃないですよ。天の神ですよ。天の神はどんな話をするのでしょう」と抑揚をつけてしゃべる。「わたしをこんな所に入れて。なんの罪もない人なのに。あなたたちは狐にだまされているのです」とも言う。

その後の経過　3日目頃、若干落ち着きをみせるようになった。昼夜の別なく熟睡し、5日目の朝には憑依状態がまったく消失した。当時を述懐して、「声が聞こえたり、なにかが見えたりはしなかった。自分が神さまだと言ったのですか。そんなこと、まったく憶えていません。いままで夢だったのです。わたしが悪かったのです」と、淡々とのべている。

不眠傾向から祈祷に没頭し、多弁多動、錯乱状態になった。症例WKは、約4日間断続的に人格変換があらわれ、全健忘を残すといった意識変化も明白であった。当初、精神運動性言語幻覚や体感幻覚らしきものも呈した

が、幻聴は否定している。第1例に比べて異常体験ははっきりせず、錯乱もうろう状態が前景にあった。

【症例3　YK】　45歳　女性　祈祷性精神病

　宗教的異常体験　　以前から某新興宗教に凝っていたが、ある晩、自宅の神棚でお題目を唱えていたところ、自分の口をとおして教祖の声が出てしまった。目をつぶると、空の一角から一筋の光が射し、もろもろの神が自分に乗り移り、なんともいえない恍惚な感情に満たされた。

　人格変換　　祈祷を続けていると、神棚に一瞬、教祖の顔があらわれ、香ばしい匂いがただよった。声色も変化し、家族のものに対して、「おまえたちは、この家のもんじゃない。わしゃ教祖だ。YKではないぞ」と言って、夫や長男を家の外へ追いだしてしまった。

　これらの状態は4〜5分でおわり、もとに戻ると、にこやかに普通とかわらない応対をしていた。約1週間同じ状態をくり返していたが、徐々に興奮傾向がつよまり、某病院に入院した。

　診察時、精神運動興奮がいちじるしく、「わたしは教祖だ」と言って疎通性がまったくとれなかった。翌日には平静になり、柔和な笑いを浮かべながら、「もう何もなくなった」と語った。その1週間後、唐突に病棟内でお題目を唱えはじめ、拒薬、拒食も出現した。質問に対して、一点をみつめ、額に脂汗をたらしながら、表情をかえずに厳かな口調で宣べる。

　「わたしはYKではありません。わたしの声は、神さまがしゃべっているのです。神さまが体のなかに入っています。わたしは苦しんでいる人を助けたい一心で話しています」、「看護婦さん喜んでください」と言う。また、しつこく質問する主治医に対しても、「畏れおおいことですから、あまり神さまのことを聞かないでください」と、たしなめるのであった。その後、徐々に軽快し、約1カ月で退院している。

　この症例は、宗教にうち込んでいたあるとき、自動運動、夢幻様体験、人格変換が出現し、幻視、幻嗅も体験した。人格変換は短時間に何回もく

り返し、演技的誇張的な振る舞いもあった。興奮状態にもなったが、後日、これらの憑依状態をほぼ憶えている。他覚的には明らかに、意識変化があった。1章の症例1と同一人物である。

【症例5　ZT】　16歳　女性　憑依性精神病
　発病の契機と人格変換　　祭りで禁忌とされている肉を食べた直後から、興奮状態になり、大声で歌を唄い、物を投げるようになった。「わたしに神さまが見える。神さまがそばにいる」と言いだし、頭に小枝を巻いて「わたしは神だ」と、いかにも自分が神さまになったような言動でしゃべりはじめ、家族や近所の人に命令した。
　シャーマンの治療　　驚いた家族が本人を巫女のところに連れて行き、拝んでもらったところ、約2週間で症状が消失した。後日、本人は当時のことをほとんど憶えていない。

　この症例は、タブーを冒したあとに錯乱興奮状態になり、幻視、人格変換、もうろう状態が出現し、シャーマンのところで治癒したものである。後日、全健忘を残している。

　本節で4症例を記述したが、いずれの症例も憑依状態が一過性に経過したあとは人格欠陥を残すことなく、本来の自分に回復している。4例に共通していることは、人格変換が現出すると、程度の差はあるものの意識変化をともなっていること、その状態で現実的他者へ働きかけをおこなっていること、である。
　診断的には、症例1から3までが祈祷性精神病、症例5が憑依性精神病である。発病には心理的要因の関与がつよく、精神力動的には願望充足機制がみとめられた。

2　人格変換の3条件

前節において、憑依状態の典型とおもわれる4症例を記述した。ここではそれらに共通している、人格変換、意識変化、現実的他者へ働きかけについて、主題別に検討する。表3-2に、それら症例の人格変換の内容を示す。

人格変換

症例1、2、3、5から導きだされる人格変換の特徴は、第一に、声色・表情・動作の変化である。大部分の症例が平生の声色と異なって、声高になったり、浪曲調になったり、教祖のように厳かな口調になったりしている。それにつれて態度や振る舞いも横柄尊大になる。

ある人は、狐のように跳びはねる。この典型的なものは佐藤[58]が報告した狐憑きの症例である。コンコンと狐の鳴きまねをして、両手を胸の前

表3-2　人格変換の内容

症例番号	意識変化			健忘	憑依人格宣言	言動変化		作為体験	現実的他者へ働きかけ	出現		その他の症状
	1	2	3			他覚的	自覚的			突発	随意	
1	+	+	−	+	+	+	+	±	+	+	+	体内幻聴
2	−	+	+	+2	+	+	−	−	+	+	−	錯乱
3	+	+	−	±	+	+	−	−	+	+	−	夢幻様状態
4	−	+	+	+2	+	+	−	−	+	+	−	錯乱、幻聴
5	−	+	+	+2	+	+	−	−	+	+	−	錯乱
6	−	+	+	+	+	+	−	−	+	+	−	体感幻覚、錯視
7	+	−	−	±	±	+	+	+2	−	+	−	緊張病性昏迷
8	−	−	−	−	−	+	+	−	+	−	−	幻聴、無為、自閉

にそろえ、両脚をあわせ、ピョンピョン跳びまわった。

　第二の特徴は、自我（主人格）が憑依人格になり切ったとき、「わたしは神である」、「教祖である」、「狐である」とのべ、憑依人格自身が一人称的に、現実的他者へ自己の存在をアピールすることである。

　この憑依人格の宣言こそ、主人格と憑依人格が入れ替わったことをあらわす標識であり、周囲の人びとも人格が変換されたことを理解する。この場合、「わたしは母さんであって母さんでない」、「わたしは患者さんでないですよ」、「わたしはＹＫではありません」などと言って、主人格自身がわざわざ、自己を否定することもある。

　第三の特徴は、あくまでも一過性に経過することである。症例1～6にしろ、報告例[3,6,52]にしろ、一回の人格変換状態が数日から数週間持続することはありえず、せいぜい4～5分から数時間以内に終了している。人によっては、憑依状態の極期に、人格変換が頻繁にくり返されることがある。間欠期が短く、症例2や3のように、現実的状況に左右され、目の前で主人格と憑依人格が入れ替わることもある。見過ごすと、人格変換状態が数日に及んでいるように誤るだろう。

　以上、3つの特徴が症例1～6にみられた。これとは別の、表3-2に示した症例7と8、および報告例[53]から、人格変換にちかいものとしては、つぎのものがある。

　まず、症例8のように本人自身が、「男のように口を開けさせられ、大股に歩かされてしまった」という、作為体験を訴えるものである。これは、あくまで主観的な体験だけで、他覚的に人格変換は観察されない。

　つぎに、症例7のように、作為体験に命令的幻聴が加わるものである。これらの異常体験が明らかになると、他覚的にも人格変換を起こし、狐の格好をする。自ら積極的に憑依人格の宣言はしないものの、質問には「わたしは狐だ」と答える。この状態は、精神医学的に緊張病性症状であり、後日、「どうしても自分の意志に反して、そうさせられてしまった」と述懐している。非定型精神病ないし広義の緊張型統合失調症[52,53]にみられる憑依状態といえる。

　いずれにしろ、症例7と8のタイプは、主観的に作為体験を訴え、前者

では実際にさせられ行為によって他覚的にも人格変換をみとめた。しかし、前述の典型例とは異なって、現実的他者へ言語的に有効な働きかけは不可能であった。

　ここで人格変換について、2～3の文献を参照したい。山陰地方の狐憑きを報告した新福[11]は、それを「狐になってしゃべり、命令し、唄い踊るもの」という。「憑依妄想から作為体験、人格変換の順に、自己と狐の関係のあり方は、より病的になっている」とも指摘している。

　巫者の研究をした佐々木[3]は、神が「わたしは〇〇の神である」と巫者の口をかりて、一人称で語りかけることが人格変換の本態であるといい、「トランス・スピーチ」（狭義の神憑り）と規定している。

　村上[9]は、エステルライヒの継時的二重人格がこれに相当するとのべ、「一時的に正常の人格が消失して他の人格がこれに替わり、もとの状態に戻ると、病的状態に関する完全な記憶脱失（健忘）をきたす」と記述している。

　この全健忘は、次項にのべる意識変化の程度に関連しており、健忘をともなわない人格変換[3,52]もある。

　人格変換の種々の形式をのべたが、人格変換を厳密に定義しなおすと、つぎのようになる。声色・表情・動作が憑依人格になりきり、主人格（自我）を否定して、「わたしは〇〇である」と、一人称的に憑依人格の宣言をする。同時に、現実的他者へ命令や要求および心的内容の表明をおこなうもの、といえる。

　これは、主人格を否定して憑依人格であると宣言しているゆえ主観的にも、声色・表情・動作が憑依人格になり切っているゆえ客観的にも、両者の意味で狭義の人格変換を起こしているのである。この人格変換は、意識変化を生じている症例1～6に典型的であった。といって、意識清明時でもみられる事例のあることを、諸家[3,51]は報告している。

　狭義の人格変換のほかに、前述した症例7の、命令的幻聴による作為体験によって、緊張病性症状を呈しつつ人格変換を起こす例がある。この場合、自覚的には鮮烈な作為体験に支配され恐怖感におびえているが、他覚的には動作・表情が憑依人格に類似している。そのようにとらえると、人

格変換をここまで広義にふくめるのも可能である。

いわゆる他覚的所見がなく、症例8のように、主観的にのみ「男のように大きな口を開けさせられた」という作為体験を訴えるものは、厳密には人格変換から除外した方がよいだろう。

人格変換時の主人格の感情的反応をみる。明らかに作為体験のあるものは、切迫感をもった恐怖に陥る（症例7）。一方、不安感がないものは、不可思議な現象としてとらえる（症例1）。

人格変換出現の仕方をみると、随意的に自己自身がコントロールできるものと、突発的なため自己のコントロールを失うものとがある。後者は、疾患特有の精神症状が付随し、錯乱興奮になりやすい。前者の随意的に人格変換を演出できる例は、これまた多くの研究者[3,51,52]がのべている。とくに、職業化して神憑りをする、経験をつんだシャーマンにはよくみられる様態である。

意識変化

この項では、人格変換における意識変化をとりあげる。出現から経過という縦断的側面からみると、一つには、作為体験から緊張病性症状、錯乱もうろう状態に至るタイプがある。もう一つは、自動運動から単純な意識変化を生じ、徐々に夢幻様状態やもうろう状態になり、最後に錯乱もうろう状態になるタイプである。後者の意識変化が狭義の人格変換にみられ、症例として呈示したものから、意識変化とおもわれるところを記す。

第一に、人格変換終了時もしくは憑依状態消失時に、大部分の例がなんらかの健忘を残している点である。これは全健忘から部分健忘までであるが、詳しく当時のことを記憶し想起できる例はない。

症例2や佐藤[58]の例は、全健忘を残している。症例1は、その状態のことを夢のようであると言い、部分的にぼんやりとしか憶えていない。症例3は、ほぼ記憶しているとのべている。これは症例3が、他覚的には錯乱もうろう状態であったが、自覚的には夢幻様体験であったため、エイ(Ey,H.)[15]の「夢幻様体験は記憶にとどめられる」というように、本人の

記憶にとどめられていたのであろう。

　第二の特徴は、人格変換状態の動揺性である。症例1〜6すべてにいえるが、人格変換を生じたとおもえば平常に戻り、戻ったとおもえばいつのまに人格変換が生じている、といった動揺性である。これは周囲の状況によって、感情的に自己をコントロールできる状態から、コントロール不能の錯乱興奮に至るまである。

　症例2は、「南無妙法蓮華経、南無妙法蓮華経」と言いつつ、「会長さま、わたしはそんな悪いことはしておりません」と訴える。不意に、現実に戻って看護師に快く「ハイ」と返事したかとおもうと、急に「体のなかに狐がいる。いや猫がいる」と言い、多弁多動の錯乱状態であった。

　第三に、人格変換が可逆性であるという点も、意識変化の所見といえる。ことに人格変換終了時には、本人自身の疲労のためか、さまざまな心身の状態がみられる。症例2や村上[9]の例のように熟睡したり、佐藤[58]の例のように意識喪失したり、佐々木[3]の例のように全身を弛緩させたりしたあと、完全に回復するものが多い。

　精神医学的にこれらの意識変化を位置づけると、意識変化（意識変容）や意識狭窄、ないしはブロイラー（Bleuler,M.）[59]のいう変化した意識（Veränderten Bewusstsein）である。本症例の意識変化には、アメンチアやせん妄はなく、いわゆる夢幻様状態をふくむもうろう状態にきわめてちかい意識変化であった。これはリポウスキー（Lipowski,Z.J.）[60]の、「段階はさまざまだが、認識過程の可逆性をあらわす、軽度な意識混濁をもとに成立している」ともいえる。

　もうろう状態について原田[61]は、つぎのような見解をのべている。一つは、意識混濁の要素が全体でつよくみとめられる、肝脳疾患猪瀬型のような器質性のものである。もう一つは、正常意識から分離されて別の意識のなかに入りこみ、異なった人間として、ある程度の活動ができる、てんかん性や心因性のものである。

　いずれも、意識混濁がその人自身を覆（おお）っているにもかかわらず、残存しているかすかな明るい意識範囲のなかで、まとまった行動ができることが、もうろう状態の共通の特徴である、と強調している。

人格変換時のもうろう状態が後者（非器質性）であることは論をまたない。症例1～6、1・2章の例、および文献[3, 9, 11, 52]をみても、典型的な人格変換のなかに、てんかん性もうろう状態を示したものはなかった。

　客観的には等しく、もうろう状態であっても、てんかん性と心因性とでは臨床精神病理学的に差異がある、といえるだろう。これらについて、以下、症例を追究しつつ、人格変換時の心因性もうろう状態の形式をのべ、てんかん性のそれとの違いも論じたい。

　症例1～6において、言語的交流がなく、夢遊病者のように行動している、一見して心因性もうろう状態とみとめられるものは少なかった。しいてあげれば症例2、3、4である。

　文献でみると、佐藤[58]の狐憑きの症例が典型的といえる。これは狐の格好そっくりに人格変換し、雑踏のなかでも人にぶつからず、危なげなく跳びまわり、行方不明になっても実家にちゃんと戻ってきた。憑依がおわると、ぐったりして身動きできない状態になったことから、心因性もうろう状態が歴然であった、と診断されている。

　もっとも、心因性もうろう状態と一括りにしても、症例1～6を念入りにみると、意識清明から錯乱もうろう状態まで、3段階に区分できた。

　第1段階は、自己が意識の変容を自覚し、自己コントロールが可能であるもの。健忘は残さず、症例1の初期および症例3がこれに相当する。

　第2段階は、一部の症例に活発な幻覚あるいは夢幻様体験があらわれ、自己コントロールが若干できなくなりつつあるが、なお現実的他者へ言語的働きかけが可能であるもの。部分健忘を残す。症例1、3の進行した状態である。

　第3段階は、現実的他者へ働きかけはするものの感情面での興奮がいちじるしく、自己コントロールが不可能となるもの。容易に錯乱もうろう状態に移行し、完全健忘を残す。症例2、4～6と、佐藤[58]の例である。

　これら3段階は、同一症例でも移行のみられることは当然ありうる（表3-2）。第2と第3の段階が、精神医学的には典型的な心因性もうろう状態といえる。それに比べて第1段階は、精神医学的というより心理学的な意識変化である。言いかえれば、催眠トランスやシャーマンの憑依トラン

ス[54,62,63]）、感覚遮断や神秘的宗教体験の意識変化を包含するルードウッヒ（Ludwig,A.M.）[64]の意識変容状態（altered states of consciousness）、といえるものである。

原田[61]やリポウスキー[60]のいうごとく、軽度の意識混濁を下地にしたもうろう状態ともいえる。同様に、ハイマン（Heimann,H.）[65]も心因性もうろう状態のなかで、忘我、ヨガ、禅などの意識変化をのべており、これは第1段階に対応している。

さらに、てんかん性もうろう状態をとりあげ、本項のまとめとして心因性もうろう状態との差異をみたい。

和田[66]によると、てんかん性もうろう状態には、発作そのもの、重積状態、発作後、あるいは発作に関連なく挿間性に出現など、4つの発生基盤がある。

軽症では、てんかん不機嫌症の形をとり、些細なことで刺激的になる。意識混濁がすすむと、異常な行動、たとえば徘徊、失踪、夢遊、反社会的衝動行為がみられる。これ以上に進行すると、もうろう状態というよりはせん妄状態になり、内的体験の活発化とともに精神運動興奮を生じる。

つまり、てんかん性もうろう状態は、傍目（はため）にはまとまりがあるように見えても、その行為の目的は不明で、無秩序で、状況から遊離したものである。周囲の現実的他者にとって、危なっかしく、不気味な感じをあたえる。

ときに言語的交流もあるが、本人は場当たり的応答である。周囲の状況を把握して、現実的他者へ働きかけをすることはできない。このもうろう状態は悪化すれば、せん妄から昏睡へとすすみ、その意味では器質性もうろう状態と質的にかわりがない。

ひるがえって、心因性もうろう状態では、一般的に行為が、大げさで演技的、危なげなく、周囲のものにはなにかの意図を感じさせる。刻々かわる現実的状況に敏感に反応し、それを取りいれつつ、無意識的であれ、意識的であれ、自らの目的にそって現実的他者へ言語的働きかけをおこなう。言語的交流をおこなわない場合でも、身振りや行為の身体言語をとおして、それを表出する。

この心因性もうろう状態の意識変化は、症例2でみたように、意識変化

を起こしたとおもえばすぐ清明になる、といった動揺性が激しい。万一、これらの状態が悪化しても、てんかん性もうろう状態のようなせん妄や昏睡に移行することはなく、錯乱興奮に至るのである。

てんかん性もうろう状態と心因性のそれとでは、臨床精神病理学的に本質的に異なっている、と結論づけられる。ことに心因性もうろう状態において、現実的他者へ働きかけが目的意識的に可能である点は、てんかん性のそれと大きな違いである。

意識変化における現実的他者へ働きかけの主題は、本稿のテーマともかかわっており、つぎにのべたい。

現実的他者へ働きかけ

症例1～5によって、現実的他者へ働きかけをみる。症例1では、家族のものに対して、「わたしは神だ」、「これは神のおつげだ」と言い、「お米、お塩を、仏にちょっとあげれ」と命令し、孫のわるさを見て躾もしている。

症例2では、「南無妙法蓮華経」を唱え、看護師がコップ一杯の水を差しだすと、「どうもありがとう」と応対する。朝の採血時には、「お客さまに対して、失礼じゃございませんか」と、叱責もした。つづけて、「わたしを誰だと思っているのですか。患者さんじゃないですよ。わたしは天の神ですよ」と宣言する。個室に入れたことに対して、「わたしをこんなところに入れて。あなたたちは、狐にだまされているのです」と嘆いてもいる。

症例3では、神さまになったとき、「おまえたちは家のもんじゃない」と言って、夫や長男を家の外へ追いだしている。入院後、会話のなかで、「畏れおおいことですから、神さまのことを聞かないでください」と、面接する主治医をたしなめた。病棟の患者たちのことを思い、「わたしは苦しんでいる人を助けたい一心で話しています。ここの患者さん、神さまに願って治してあげます。看護婦さん、喜んでください」と言うのであった。

症例5では、頭に小枝を巻いて、「わたしは神だ」と言い、家族や近所の人に命令をしている。

上述から、現実的他者へ働きかけについてみる。まず、憑依人格の宣言そのものが現実的他者へ働きかけになっている、ということである。「わたしは〇〇である」という憑依人格宣言は、本来の自分ではなく特別な意味を賦与（神、教祖、狐など）された人物であると、周囲の人びとに強調している。

　つぎに、憑依人格宣言を前提にして、その人自身の願望や要求を表明していることである。この願望や要求は自己に結びつく偏ったものであるにもかかわらず、巧みに周囲の現実的状況を取りいれている。症例3の、「病院の患者さんも救ってあげる」というように、自己の心的体験に組みこんでしまう。

　言葉をかえると、これらの働きかけは、夫や家族など自己の願望や要求に結びついた特定の現実的他者へむけられている、ということである。たとえ、看護師や患者へのものであっても、それは人格変換を起こしている症例の願望や要求の範囲内であって、不特定多数ではない。

　症例6においても、現実的他者へ働きかけは明白である。文献的には佐々木[3]の、夫に対して「魔王、正体をあらわしたな。正しい神にしたがえよ！」と、大喝した人格変換例に典型といえる。

　ところで、現実的他者へ働きかけは、すでにのべたように心因性もうろう状態を土台にしており、そのなかで症例1～6は、自己の願望や要求を特定の他者へ、憑依人格をとおして表明している。それゆえ、意識がそれのみにしぼられ狭まっている。いわば、意識が狭窄状態になっている、といいうるのである。

　この意識の狭窄を引きおこしている人格変換状態の人びとは、刻々かわる現実的状況を都合よく取りいれ、自己の願望や要求に組みこんでおり、自己自身で意識をしぼり狭めているともいえる。

　意識がしぼられ狭めることが可能であるという意味で、既述の意識概念とは若干異なる視点からとらえなおしたい。

　すると、それはエイ[15]のいう、「その人の現在を方向づけ、世界と結ばれ、生きられる空間をつくりだすものとしての意識野」に比類できる。以下、意識のかわりに、「意識野」という表現をとりたいとおもう。

このような、意識野の狭窄を起こさせる憑依状態は、シャーマンの憑依トランス[3,63]における随意的意識変容状態[64]が典型的である。本稿でいえば、錯乱興奮傾向を示した症例2、4、5に、程度の差はあれ、みられた。

　現実的他者へ働きかけをする例とは異なり、症例7は、憑依人格に圧倒され、影響されて、無理に狐の格好をしいられている。ついには緊張病性昏迷に陥り、現実的他者へ働きかけをまったく喪失している。症例8においても、憑依人格に支配され、あやつられて男のように大口を開けさせられ、極度の恐怖感にさいなまされており、現実的他者へ働きかけるどころではなくなっている。

　これら2例は、自己の意識野をしぼり、憑依人格をとおして願望や要求を現実的他者へ働きかけることが不可能であった。それどころか、憑依人格自身から侵害され、圧倒され、現実的状況にかかわることすらできない。

　すなわち、一方においては意識野をしぼって現実的他者へ働きかけが可能な、他方においてはそれが不可能な人格変換がある。それは基礎疾患、ひいてはその疾患を発現させる自我構造とも関連している、とおもわれる。

基礎疾患との関連

　意識変化をもとにして人格変換を生じ、そのなかで現実的他者へ働きかけをおこなっている症例1～6をみると、その診断は祈祷性精神病か憑依性精神病であった。これは上述の3条件をみたすものを選んだところ、祈祷性精神病などの疾患が抽出されたのであった。

　文献上、この3条件のそろった憑依状態をみると、佐々木[3]、村上[9]、荻野[52]、大宮司[53]、佐藤[58]らの症例において、大部分祈祷性精神病か心因反応と診断されている。

　祈祷性精神病は、森田[6]が心因性疾患、村上[9]が心因要素のつよい変質性精神病とのべている。これは、臨床的に急性に発病し、一過性に経過して人格欠陥を残さないことをみれば、ヒルシュ（Hirsh,S.J.）[67]のヒステリー性精神病のI型、ないしはエイ[15]の急性精神病ともいえる。

　意識変化は起こしているものの、作為体験に支配されて緊張病性昏迷に

陥った症例7は、非定型精神病であった。自覚的に人格変換様体験を訴えた症例8は、統合失調症であった。

統合失調症の人格変換については、大宮司[53]も報告している。それには人格変換の症状自体が少なく、あっても作為体験との関連で出現するとの指摘は、症例8とも一致している。

なお、本稿で抽出母体となった憑依状態を呈する42例のなかには、木村[68]の診断基準に合致する破瓜型統合失調症もあったが、3条件（人格変換・意識変化・現実的他者へ働きかけ）をそなえたものはなかった。

これらの点から、祈祷性精神病は、意識変化をともなった人格変換をおこない、自ら意識野を狭め、現実的他者へ働きかけが可能な病態といえる。統合失調症では、それが作為体験などに支配されて、不可能なのである。

エイ[69]の論旨をかりると、意識野を狭めることが可能であることは、体験の現実性を引きうける意識野が、自己に固有の歴史をつくる自我から支えられ、保持されているのである。万一、発病しても意識野の病理[15]としての急性精神病にとどまり、自我の病理までは進行しない。逆に、意識野を狭めることが不可能な状態は、自我の支えが脆くなっている、ともいえよう。

なにゆえ、祈祷性精神病は意識野を狭めることができる自我構造を有し、統合失調症はそうではないのか。この問題になると、自我に関する、または統合失調症に関する未解決の領域が取りのこされており、本稿では、そこまで敷衍はできない。

まとめとして

意識変化を背景にして人格変換を生じ、そのなかで現実的他者へ働きかけをおこなう、典型的憑依状態の6例を呈示した。比較として、意識変化は起こしているものの現実的他者へ働きかけをおこなっていない1例、および自覚的には人格変換様の言動を訴えているが他覚的にはそれのない1例を追加した。あわせて8例を、記述現象学的に分析した。

1．狭義の人格変換とは、声色・表情・動作が憑依人格になりきり、主人格を否定して「わたしは○○である」と一人称的に憑依人格の宣言をし、現実的他者へ命令や要求および心的内容を表明するものをいう。
　広義には、現実的他者へ働きかけはしていないが、他覚的に憑依人格の言動に変化しているものを加えた。自覚的にのみ人格変換様体験を訴えるものは、除外した。
2．人格変換時の意識変化は心因性もうろう状態である。それは、催眠トランスにちかいものから、夢幻様もうろう状態、錯乱興奮をともなう状態まで、意識変化の深さによって3段階に区別できた。
3．意識変化のなかで、各自は現実的他者へ働きかけをおこなう。働きかけの内容は、憑依人格の宣言そのもの、願望や要求の表明、現実的状況を自己の心的体験に組みいれること、などである。これらは、願望や要求に利害のある、特定の現実的他者へむけられている。
4．意識変化のなかでおこなわれている現実的他者へ働きかけは、自我が自己の願望や要求のみに意識野を狭めた結果といえる。
5．意識野を狭めることが可能な疾患は、祈祷性精神病に典型であり、統合失調症ではない。その差異は自我構造に関連しているとおもわれるが、本稿では掘りさげなかった。

II 与那国の文化と精神病理

第4章　与那国の憑依

1　与那国の風土と文化

はじめに

　本章は、沖縄県八重山群島に属し日本の最南西端に位置する与那国島（方言でドゥナン）の精神医学的事象について、憑依性（ないしヒステリー性）精神病を中心に、文化的視点から報告する。

　与那国とかかわりをもつようになったのは、昭和49年八重山群島石垣島にある県立八重山病院精神科に厚生労働省派遣医の資格で着任してからである。その精神科は約10の島々からなる八重山群島のセンター的役割をしており、各島から精神障害者が入院していた。第一印象は、他の都県の精神科病院に比べて、患者たちが非常に静穏で落ち着いているということであった。

　ところが時として、その中の一群の患者たちが、興奮し、激しい口調で怒声を発しており、その出身地を調査すると、ほとんどが与那国島生まれであった。この激しい興奮状態を呈している患者は大部分が統合失調症であり、当初この疾患に限定しての調査を考えた。

　予備調査において、入院中の与那国出身の精神病状態を呈している患者を診察し、その主観的体験（幻覚や妄想、夢幻様状態）、客観的症状（緊張病性興奮、錯乱もうろう状態、衝動行為、無為）、ならびに経過を分析した。

　その結果、なんらかの形で宗教的異常体験（おもに憑依状態）を有するものとそうでないものとに分けられ、それが憑依性（ないしヒステリー性）

精神病と統合失調症に対応していることが判明した。前者は与那国固有の伝統文化と、後者は現代（異質）文化と関連があるのではないか、とおもわれた。

ここでは、憑依性精神病を軸にとりあげるが、これと対照する意味で統合失調症の調査も参考にする。統合失調症の詳しい分析は、次章でのべる。

与那国の自然と歴史

与那国島は、八重山群島の中心地である石垣島から約130キロ離れ、晴天のときには台湾が遠望できるという日本列島の最南西端に位置している（図4-1）。島は、東西に長く、南北に狭い葉状の地形で、東西両端は100メートルあまりの絶壁に囲まれている。南北の海岸に多少の砂浜があるとはいえ、周囲30キロの大部分は断崖を形成し、他の八重山群島とは異なって、より男性的な島影である。

図4-1　与那国島

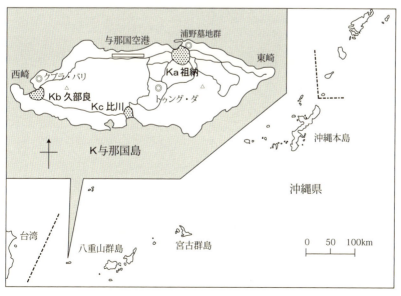

島内は、標高200メートル前後の2つの山にはさまれた丘陵地帯が多く、その麓に川が流れて水源豊富である。ソテツ・ガジュマル・ビロウ・アダンなどの樹木が生い茂り、夏の最高気温はおよそ34℃、冬の最低気温は約16℃の亜熱帯性地域である。

天候は一般に不順で雨と曇りの日が多く、3月や6月、10月前後には熱帯性低気圧が襲来する。暴風雨が荒れ狂い、船と空の交通路が遮断され、文字通り絶海の孤島[70]になってしまう。

このような位置と風土をもつ与那国島が八重山群島のなかで、独自の歴史的経過と社会文化的状況におかれたのは当然である。

与那国の歴史が記録に残されるようになったのは1400年代から(表4-1)であり、それ以前は伝説の世界であった。ただ、八重山群島のなか

表4-1　与那国島小史

年月日	事項
1490年	女傑サンアイ・イソバ島内統一。海賊を退治。10年後、宮古軍を撃退し、独立国を維持
1510年	西表島の祖納堂を与那国与人とし、与那国は八重山所属とされ、ここに琉球王朝の支配下にはいる
1522年	鬼虎(ウニトラ)、宮古軍に征伐される
1637年	島津支配下の琉球王朝、先島に人頭税
1680年代	嬰児殺、妊婦や病弱者惨殺の悪習(クブラ・バリとトゥング・ダ)
明治18年	与那国小創立。診療所設置。那覇警察署与那国分署
明治36年	人頭税廃止　人口約1300人
大正3年	八重山村より分離して与那国村
昭和18年	空襲。戦前はランプ生活
昭和20年	8月終戦。戦争中よりマラリア爆発的に流行。栄養失調とマラリアでの死亡多し
昭和22年	この2年間、台湾との密貿易盛ん。人口急増し、約1万人強
昭和24年	部落一周道路開通し、トラックがはじめて動く。有線放送
昭和35年	石垣-那覇間の航路開通　人口約4700人
昭和38年	飛行場着工。翌年テレビが2～3台
昭和42年	NHKテレビ放送開局。全島電化
昭和43年	与那国飛行場開港
昭和46年	異常干ばつと大型台風で農業壊滅
昭和49年	定期バス祖納-久部良間　人口約3100人

第4章　与那国の憑依

でこの島だけにクミャー（赤ん坊を袋に入れて前抱きする風習）という南方系習俗が取りいれられていたことをみると、すでに台湾や東南アジアとの交流が盛んであった、と考えられる。

当時、すでに八重山群島の他の島々が沖縄本島琉球王朝の支配下であったにもかかわらず、与那国がその支配下におかれるのは約120年後であり、それまでこの島は独立国であった。

ことに1490年には、サンアイ・イソバという女傑が島内を統一して中央集権を確立し、島外から侵入する海賊や琉球王朝の征伐軍を撃退するだけの実力を保持[70]していた。

1510年、ついに琉球王朝に征服された。統治権が島外出身の王朝役人（八重山群島西表島祖納から派遣）に握られるようになってから、与那国島の苦難の歴史が深まった。

というのは、1609年に九州島津藩の配下に降った琉球王朝が、その貢ぎ物に対応するため、1637年、宮古・八重山両群島にのみ人頭税を課したからである。これは、か弱い婦女子、病気の者、不具者など、能力差にまったく関係なく、15歳から50歳までの男女均等に、村々の人間の頭数に応じて莫大な税を賦課することであった。

このため、村によっては村全体の税額を減らす方法として、堕胎、間引き（嬰児埋殺）、幼児絞殺の悲惨な人口制限[71]が公然とおこなわれた。つぎのような例がある。

いまは観光名所になっているが、久部良の断崖絶壁そばに大岩クブラ・バリ（幅3メートル深さ約7メートルの割れ目）がある。往時の人頭税時代、妊婦を走り跳びさせ、失敗したものが転落死した奈落の穴である。たとえ成功しても、着地の衝撃で流産する妊婦が多かった。

また、祖納の山側にあるトゥング・ダ（約1町歩の田）に該当年齢の島民（そのころの部落は祖納と比川）を非常召集し、遅れて入れなかったものを撲殺した。目を覆う陰惨な悪習がはびこっていたのである。

与那国において、人頭税の重圧に耐えかねた島民が、ハイドゥナン（南与那国）という幻想の楽園をもとめて、南方へ集団脱島した記録[72]も残されている。悪税は明治36年（1903年）まで、実に266年続いた。

ちなみに、その他の八重山群島の住民たちも、苛酷な重税、台風や干ばつ、風土病のマラリアと闘いながら、自らの運命を民謡に託しつつ、営々と歴史を刻んでいた。

　明治後半、人頭税が廃止され、日本が台湾を領有するようになってから、与那国の悲惨な歴史は180度転換した。日本列島のなかで台湾に最短距離の位置にある与那国は、積極的に台湾との交流をおこなった。戦前は、沖縄本島や本土へ仕事に行くより、大部分の島民が台湾に渡った。八重山群島のなかでもっとも繁栄し、近代化がすすんだ地域になった。米や黒糖、鰹節、鮮魚が、石垣島や那覇、台湾へ出荷され、人口は6000人までに膨張した。

　戦後は、昭和22年から2年間久部良を中心に台湾との密貿易が盛んになった。八重山（石垣島）や沖縄本島の人びとが沢山往来し、久部良は第二のハワイといわれるほど栄え、与那国の人口も1万人強にふくれあがった。

　密貿易は、台湾から衣類、米・卵・砂糖を運び、沖縄本島から米軍の作業服や物資を持ちより、物々交換した。

　だが、活発に働いたブローカは、八重山（石垣島）と沖縄本島の人びとであり、与那国の人は少なかった。米軍の取りしまりが厳しくなって、密貿易が衰退したあと、利益を独占していた他島人も引き揚げ、人口は減少の一途をたどった。

　昭和28年にはラジオ放送、昭和35年には那覇への定期船航路、昭和40年の民間航空路、昭和42年全島電化が達成された。これら、与那国が現代技術文明の恩恵をうけるのに反比例して、住民は出稼ぎや移住で島外にながれていった。

　昭和49年7月当時、人口は往時の3分の1、約3000人に激減している。これらの過疎現象のため、米、鰹節、サトウキビ生産も減り、産業構造基盤そのものがゆらぎつつある。本土復帰後からは、徐々に観光業が増えている。

第4章　与那国の憑依

与那国の伝統文化と現代文化

　第一に、与那国における伝統文化は、ひと言にして祖先崇拝シャーマニズムである。その具体例は浦野墓地群（写4-1）を一見すれば如実に知れよう。その墓地群は、祖納部落の東はずれの海岸に位置している。海岸線は岩礁でおおわれ、東シナ海の荒波が直接うち砕いている。

　某月某日、そこを訪れた。墓地の入口に門柱や塀などはなく、どこまで続いているのか一望できないほど、なだらかな丘陵が広がっていた。それは墓と墓のあいだから垣間見える、水平線のその先まで存在しているような錯覚にとらわれた。

　墓地内は地肌が露出し、踏み固められた道があるのみで、草や低木がまばらに生えている。そこに見え隠れしつつ、亀甲型、前方後円型、土饅頭型の墓が散在している。墓石は丘の斜面岩を自然に利用した高さ10メートルほどの巨大なものから、約40センチ平方の小さいものまで、大小さまざまであった。丘陵の谷間に佇むと、祖先霊のうごめきを感じるほど身

写4-1　浦野墓地群

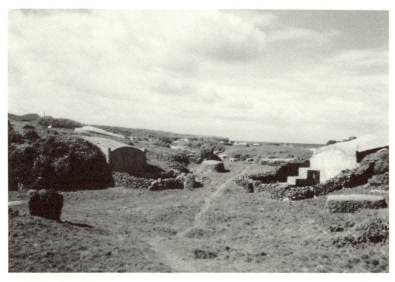

が引きしめられ、与那国における祖先崇拝の原点とおもわれた。

　これらの祖先を崇拝するため、ないしは神々となった祖霊を祀るため、与那国では種々の神行事や祭事が執りおこなわれている。

　毎月1日と15日には、部落の代表とツカサ（神女：神行事を司式する霊的能力の高い女性）が御嶽（うがん）（神社に類似しているがより原始的形態を維持した拝所）に参集し、暴風、干ばつ、海上遭難、病気などが発生しないよう、島民の安全と加護を祖先霊へ祈願している。

　年間をとおして、月毎に特有の神事（カミゴト）もある。2月はウチニンアイ（牛繁殖祈願）、3月はムヌン（鼠害や虫害を忌み豊作を祈る祭事）、6月は豊年祭、8月アラミディ（水の神の霊所に参拝）、11月マチリ（与那国全体の祭事）である。

　祭事のうちマチリは、毎年11月の吉日を占って25日間おこなわれる、与那国最大の厳粛な神行事である。久部良部落は海賊侵入防止、祖納は牛繁殖、比川は婚姻奨励、島仲（現在廃村）は豊作、帆安（現在廃村）は海上安全と、各部落ごとに祖先や神々への祈願が分担されている。期間中、屠殺と肉食（四足の家畜）は禁忌である。

　このような公的祭儀の他、個人的な祭儀として以下のものがある。各家庭の床の間には、神木が花瓶に活けられており、家の守り神としている。

　ある個人に不幸や災難があったときは、その厄払いとしてクワンデン（一対の瓶に神木を活ける）し、自分の守り神にする。人によっては、水の神や世の神を拝む。

　かわったものに、玉祭[73]といって神々の前で着飾って踊るため、各家の主婦たちが大切に保管している神器奉納の儀式がある。その神器奉納を統括しているＭＯ家を、県立八重山保健所与那国支所のＹＨ保健師と一緒に訪問したときのエピソードを記す。まとめ役は意外にも男性であった。

【事例1】
　無精ひげを伸ばしごつい顔の中年男性は、ガフキー5号の排菌肺結核患者である。排菌者なので、ＹＨ保健師は何回も入院を勧めているが、本人は神器奉納を取りしきる責任があると主張して島を出ることを拒

否し、継続した治療は受けていない。

　ＹＨ保健師が挨拶すると、「では神器を見せよう」と言い、うやうやしく箱をあけ、拝観させてくれた。その中には、鐘、弓矢、杯、勾玉（まがたま）、数珠、鉢巻きがおさめられていた。線香４本を立て、供物として湯飲み茶碗にお酒（島産泡盛）を入れて祭壇に捧げ、私の旅の安全も声を出して祈ってくれた。

　そのあと客人をふくめ、その神酒を回し飲む習慣がある。まず主人ＭＯがひと口飲み、つぎにＹＨ保健師が飲んだ。保健師が「先生も飲みなさい。それがシマの礼儀ですよ」と勧めた。「ええっ」と戸惑った。

　ほんやりその儀式を見ていたので、彼がどの辺に口をつけたか、憶えていない。保健師は笑いをこらえて矢のように目配せする。排菌者のＭＯも固唾をのんで見ている。「えい、や！」と心のなかで覚悟をきめ、ひと口飲んだ。

　その他、不幸や災難に際して、島民はユタ（沖縄独特の祖先崇拝シャーマニズムをもとにした祈祷師。与那国ではムヌチないしはユタと称している）に相談しに行く。

　詳しくは６章２でのべる。ひと言すると、与那国の人びとはほとんど、身体疾患であれ精神疾患であれ、なんらかの病気に罹ったとき、これは祖先の問題とかかわりがある、といってユタをたずねる。

　この点について、祖先志向性の人間関係および死者と生者とを考察した村武[74]は、つぎのように言及している。「その文化圏の人びとは、祖先と生者との関係を正しくとらえたい強烈な希求の観念をもち、もし正統性を冒すような系譜関係設定が発見されたり、その疑いが生じたり、それを怪しむような予兆（病気、事故、夢など）を感じたりすると、ユタとよばれる祖霊や神の託宣引きだし役、呪的・霊的職能者の判断をもとめる」と。

　第二に、与那国における現代（異質）文化をみると、それは技術文明といえるだろう。具体的には、ラジオ・テレビ・電話・マイクロウェーブの通信施設、航空機・自動車・大型鋼鉄船・舗装道路の交通運輸手段、赤瓦をやめたブロックや鉄筋の建物、電灯・上水道の家庭生活近代化などであ

る。

　現代社会の行政管理機構も与那国にとっては異質の現代文化である。町議員選挙、役所の多くの書類や行政制度、法律、職業安定所や種々の監督機関である。それらは、現代都市文化においては、都市機能を円滑にする一つの手段といえる。

　しかし、与那国にあってそれは、従来の親密な人間関係を暗々裡のうちに疎外し、不自然な枠にはめるものとなっている。

　村々の共同作業は以前、現金を払わず、無料奉仕の約束事であった。現代においては、すべて現金支払いに変化しており、前述の人間関係をくずすものになった。現金支払いの制度化によって、与那国住民の人間関係が、信頼にもとづく無償の関係ではなく、より現金報酬の高い物質的欲望成就の関係に変質したからである。

　宗教をみると、新興宗教Ａ教の与那国への布教方法は、現代（異質）文化そのものといえそうである。一時は、その弘布の強引さゆえに爆発的に流行した。熱が冷めるとともに、与那国の伝統的基層を形成している祖先崇拝シャーマニズムと適合しないことが認識され、一般住民の間から自然に棄教がはじまった。

　第三に、島内地域をみると、与那国には図4-1に示した3つの部落がある。祖納部落は、昭和49年当時全島人口約3000人の3分の2（約2000人）が居住し、行政機関、旅館、商店などが集中した、島の中心地である。近くには空港や漁港、製糖工場もある。

　戦前において、この部落の大部分の人びとは、台湾へ往き来して仕事をおこなったため、島内で一番繁栄した地域であった。歴史的伝統を維持する自覚がつよく、島民としての自負心と共同体意識に長けた部落である。

　島の西に位置する久部良部落は、大正末期に沖縄本島や久高島、宮古島から移住してきた漁民によって創られたもので、純粋の与那国出身者は数えるほどしかいない。

　戦前、戦後とも、漁業が盛んである。終戦直後、台湾と沖縄本島との密貿易の中継地として利用されたときは、料亭が数十軒建ち並ぶほど、異常に栄えた。それの衰退とともに部落人口が激減した（約800人）、島内で

も社会変動の大きい地域である。

　与那国の本格的な港として、石垣島への定期船や漁船が頻繁に出入りしている。他部落に比べて、気性は荒々しいが、人情は厚く、仕事で助け合うなど、住民の絆はかたい。

　比川は、歴史的に古くから創立された部落である。前述の2部落から丘陵でへだてられ、港がないため、島内の辺地といわれている。人口約200人である。戦前、戦後をとおして、米作やサトウキビの農業が主体であり、外部へ出て行くことは少なかった。

　最近は、農業の不振と交通不便が重なり、島外へ移住する人びとが増え、過疎現象のいちじるしい地域である。住民は概して温和な性格である。部落内のまとまりもあり、家屋の改築や道路補修では、互いに協同しておこなっている。

　与那国は、日本列島最南西端の位置にありながら、台湾に近接しているためか、南方系文化の影響、琉球王朝からの独立があった。王朝による人頭税の重圧、戦前および終戦直後の台湾との交流による繁栄、現在の超過疎現象など、歴史的に激動の地といえる。

　これらをみると、その時どきの社会的政治的状況に左右され、現代にあっても伝統文化と現代（異質）文化との超克を模索している姿が浮かびあがってくる。それらが精神医学的事象にどのように反映しているか、2・3節に記したい。

2　トランスカルチュラル精神医学的調査

方法と結果

　対象とする症例は、石垣島にある県立八重山病院（以下Y病院と略）精神科に診療録が作成され、あるいは県立八重山保健所（Y保健所と略）与那国支所に記録のある、与那国島生まれ育ちの昭和49年9月30日当時に

おける、憑依性（ないしヒステリー性）精神病である。なお、統合失調症も憑依性精神病と参照するため、調査した。

対象例のなかで、結婚して与那国に移住してきたもの、与那国生まれでも幼少時から4〜5年以上島外で育ったものは除外した。それらの人びとは、文化を摂取し受容する乳幼児・児童期に島内に居住せず、与那国文化を真に具現しているとはいえない[75]からである。

既述したように、顕著な興奮状態を呈しているものは憑依性精神病か統合失調症であり、躁うつ病の典型的なものはいなかった。これら2疾患は診療録のうえで、統合失調症、非定型精神病、心因反応、ヒステリーと診断されている。

2疾患の診断基準をのべる。憑依性精神病とは、病像が複雑であっても、人格変換や憑依状態、ないしは狭義の憑依には至らないものの宗教的色彩をおびた異常体験を有するものをいう。病像は祈祷性精神病と同じだが、発病契機に加持祈祷がない。ヒステリー性精神病とは[76]、ヒステリー性格のものが反応性に発病して、転換ヒステリー症状や心因性もうろう状態、ならびに一過性の急性幻覚妄想状態を呈したものである。

憑依性精神病には、ヤップ[16]もいうように、その基底にヒステリーの心理機制が想定されているため、本稿では憑依性（ないしヒステリー性）精神病として一括した。以下、憑依性精神病と略記する。ここでいう憑依性精神病は、現代の診断基準であるICD-10に照らすと、F44.3トランスおよび憑依障害、である。

統合失調症については、破瓜型（いつともなく発病し、ときに被害・関係妄想の出現をみるが、症状が目立たないまま慢性に経過し、重篤な人格荒廃に陥るもの）、妄想型（㋑誇大妄想をもって発病するもの、㋺被害妄想をもって発病するもの）、緊張型（急性に発病し、昏迷や錯乱状態ないしは急性幻覚妄想状態になるもの）など、3下位分類をした。精神発達遅滞を合併したものは除外した。

発病地を与那国島内と島外発病に分け、各々の症例の出身地を以下の3地域とした。

Ka：祖納部落の人。

Kb：久部良部落の人。
Kc：比川部落の人。

　これら3地域は奥能登の場合と異なって[75]、与那国の歴史的社会的状況によれば、行政区分と、社会的文化的に同一性を保持する地域とが、一致しているといえる。

　2疾患の総数は14人（男7、女7）で、それらの診断と性別を表4-2に示す。統合失調症が10人で7割を占め、男性が圧倒的に多い。憑依性精神病は女性にしかみられない。

　3地域と各疾患を比較したのが表4-3であるが、Ka・Kcの憑依性精神病、Kbの統合失調症が目立っている。Kbの統合失調症は戦後発病が圧倒的であった。この表からわかるように、統合失調症の発病時病型は緊張型か妄想型であり、破瓜型は少ない。

　発病地を島内と島外に分けてみると、予想に反して統合失調症の発病に、内・外差はなかった。憑依性精神病も同様である（表4-4）。ただ、憑依

表4-2　診断と性別　　　　　　(人)

	男	女	計
憑依性精神病	0	4	4
統合失調症	7	3	10
合　計	7	7	14

表4-3　地域と疾患　　　　　　(人)

		Ka	Kb	Kc	計
憑依性精神病		2	0	2	4
統合失調症	破瓜型	0	2	0	2
	妄想型 ㋑	2	0	0	2
	㋺	0	1	1	2
	緊張型	0	3	1	4
	計	2	6	2	10
合　計		4	6	4	14

表4-4　発病地　　　　　　(人)

	島内発病	島外発病
憑依性精神病	2	2（沖縄2／本土0）
統合失調症	5	5（沖縄3／本土2）
合　計	7	7

性精神病と統合失調症の島外発病地を細かくみると、前者は沖縄県内のみであるが、後者は沖縄県内3人、本土2人となり、微妙な差異がある。

これらから、与那国では2疾患に、性差と地域差がみられるといえる。憑依性精神病は女性にしか発病せず、統合失調症は男性に多い。前者は祖納と比川部落に、後者は久部良部落に片寄る傾向がある。久部良の統合失調症の発病時病型は緊張型が目立つ。

性差と地域差

例数はかぎられているが、この性差と地域差について若干の考察をする。

第一に、性差をみる。女性に憑依性精神病が偏っている事実は、一般的にいわれていること[16,76,77]である。それは、あまたの社会において女性が、依存性からの独立を困難にさせる立場におかれているゆえである。そのため、危機的状況で葛藤を抑えることができず、情動的に不安定になって、ヒステリー（憑依性精神病）が発病するといわれている。

依存欲求に満足している度合いの大きいこと、早くから自立心をはぐくみ個人的目標を達成させる圧力の弱いこと、というヒステリー者の性格傾向[77]は、未開社会、少数民族、下層階級にみられている。

西欧社会ではヒステリーが減少したが、それは素朴さや単純さから脱却した教育の普及、性的抑圧の解放、ことに権威的社会構造の低下[78]のため、といわれている。

ここで、与那国における女性像をみる。島には、歴史的に一女傑が中央集権を確立し、外敵を駆逐して女護ヶ島といわれた時代があった。現在も島の女性は、積極的、活発明朗、社交性に富んでいる。男性や社会に対する依存心は少なく、自立心が旺盛である。

男女関係にあっても情熱的で、男性をリードするような民話や民謡[79]が残されている。加えるに、沖縄全体の祖先崇拝伝統文化圏にもれず、祭りや神事をおこなうのは女性ツカサ（神女）である。彼女らは、神にちかい霊的能力を有するものとして、社会的に尊敬の対象にされるのである。

すなわち、与那国の女性は、開放的で自立心はあるものの、一方、伝統

的祖先崇拝文化の権威を保持し、それに依存しているといえる。万一、葛藤が解決されないときは、憑依性精神病によって、その願望を充足させるのであろう。

与那国の男性に統合失調症が多いことについて考察する。マーフィー（Murphy,H.B.M.）によれば[80]、世界中の統合失調症頻度の報告のなかで、先天的に片方の性が他の性より罹患しやすいことを示唆する証拠はない、という。しかし、多くの国において、それの著明な性差の実例があるといい、その原因を以下の症例をとおして、社会文化的視点から記述している。

インドネシアのスマトラ島に住むアチニーズ（Achinese）族において、オランダ支配になる前は精神病がほとんどなく、まれに出現しても女性に一過性に経過するものであった。

ところが、オランダとの戦争に敗北して以来、54対9の割合で圧倒的に男性に統合失調症が多発するようになった。要因としてマーフィーは、健康男子の戦死によっては説明できないという。アチニーズ族の男性がオランダ支配下において、本来有している戦闘意欲を封じられたため、とのべている。

アチニーズ族の男性は、普段は軽蔑している平時の日常生活を強要されるので、敗北感が慢性に進行していた。戦後に徹底的な役割再編に直面し、女性よりも複雑で大きな社会的ストレスに晒されたためであろう、と指摘している。

これらを考慮して、与那国の男性像をみる。島の男性は、琉球王朝に支配されてから女権優位の時代が去ったとはいうものの、統治権は島外派遣役人に握られていた。人頭税の重圧下において、黙々と日常生活を生きることに専念せざるをえなかった。現在どちらかというと、温和で従順な男性が多いのは、むべなるかなである。

島の男性には、人頭税が廃止された明治以降、島外への渡航や村制施行など、積極的に文化を吸収し、社会秩序を維持する活動が期待されるようになった。戦後は、社会文化的変動が激しく、その役割を遂行する暇もないほどであった。

その結果、社会文化的ストレスに露呈され、価値規範が混乱し、深刻な

同一性危機に陥らせた。それが男性に、より統合失調症を発病させる要因であろう。

　女性の憑依性精神病は、この島の伝統文化において、神にちかい霊的能力を有する証明とされていた。それが、昭和30年以降記録に残されていることは、与那国社会の逸脱したものとして疎外の対象になったため、とも考えられる。

　それほど、伝統的祖先崇拝文化が後退し、現代的社会変貌の波にもまれているともいえる。3人の女性統合失調症者も、故無しではないのである。

　第二に、精神病の地域差について検討する。Kbの久部良部落において統合失調症が多くみられることは、一つはこの部落が与那国で激しい社会変動を経験し、もう一つはそれに対処する文化的防衛機制がいちじるしく弱体であったため、とおもわれる。

　なんとなれば、このKb部落は、終戦直後に沖縄本島と台湾の密貿易中継地として空前の繁栄をした。それが衰退するとともに、人口が激減するという状況に直面したことが、戦後の統合失調症多発と関連する、といえるだろう。

　さらに、Kb部落は与那国の他の2部落とは異なって、外来者から成立している。住民の多くが漁師で島外へ出かけることと相まって、歴史的伝統的与那国文化と同一性を保持する傾向が弱かったのである。

　このようななかでは、現代（異質）文化が侵入してきたとき、直接ストレスに晒されやすい。それらが、目まぐるしくかわる戦後において、Kb部落全体の文化的防衛機制を低下させたともいえる。

　社会文化的変動と精神障害について、ウィットコウワー（Wittkower,E.D.）[78]は、その変貌速度によって、アノミーや価値の多様化および役割喪失と結合することによって、それらが精神的健康に有害な作用を及ぼすという。ひいては、精神障害の発生に関連することも暗示しており、これは奥能登の調査[75]からも首肯できる。

　前述の観点からすれば、Ka・Kcに憑依性精神病が偏倚していることは、つぎのようにいえる。Kaの祖納およびKcの比川部落は、歴史的に伝統的与那国文化との同一性が持続し、共同体意識もつよく、文化的防衛機

制が堅固である。そのため、ある個人が危機的状況に陥っても、伝統的シャーマニズムや権威的なものへすがり、反応として憑依性精神病になりやすい、と。

　第三に、2疾患の与那国島内・外発病について補足する。意外にも、憑依性精神病にしろ統合失調症にしろ、島内・外発病は同数であった（表4-4）。

　島外発病にかぎってみると、憑依性精神病は沖縄本島のみ、統合失調症は沖縄本島と本土が拮抗していた。

　トランスカルチュラル精神医学的に、統合失調症の島外、ことに沖縄本島以外の発病が多いことを予測していたが、例数が少ないゆえ、このようになった。

　憑依性精神病は、島内・外発病が沖縄県内にとどまっている。これは、沖縄の伝統的祖先崇拝シャーマニズム圏内でのみ発病することを示している。

3　与那国の憑依性精神病

　憑依性精神病が固有の伝統文化と相関している点について、つぎの症例分析をとおして浮きぼりにしたい。年齢は診察時を基準にしている。

症例の報告

【症例1　ＺＴ】　16歳　女性
　発病契機と症状　明るくハキハキした性格をもっているＺＴは、年頃になって異性との交際が積極的であったため、あるとき昔気質の父親から厳しく注意された。ショックを受けたＺＴは、徐々に不眠が出現し、感情が不安定になった。そのころ、マチリ（村祭）がおこなわれている11月で、神聖な四つ足の肉（牛・豚）を食べることは禁じられていた。気分のイライラしていたＺＴは、その肉を食べてしまった。

Ⅱ　与那国の文化と精神病理

　　直後から、興奮状態になり、大声で歌を唄い、机をゆすり、物を投げ、全裸になって父親に抱きつき、父の寝床に入るようになった。
　　つづいて、「わたしは神さまが見える。神さまがそばにいる」と言いだした。祭りの魔除けにつかう小枝ンバを頭に巻いて、「わたしは神だ」と宣言し、いかにも神さまになったような言動で、父たちに命令するのであった。
　　治療の状況　　びっくりした父たちは、「これはなにかの祟りだから、ユタに行って相談しよう」ということになった。ユタは、「娘はスータガマリ（神にちかい人。詳細は後述）でありながら、神聖な祭りに禁じられている四足の肉を食べたため、祟りにあった」と判定した。ユタは、一つの拝所に行くよう勧めた。両親は早速、ＺＴを連れて指定された拝所に行き、沢山の供え物を捧げて熱心に祈祷した。
　　数日後、ＺＴの症状は軽快し、2週間後には完全に治癒した。その後、ＺＴと両親は、毎年欠かさず、その拝所に供物をもって、祈祷している。当時のことをＺＴ自身、「わたしは神さまの禁じている肉を食べたため、その前後から村全体が異様な雰囲気になり、興奮状態になった」と述懐している。再発はこの5年間一度もない。3章の症例5と同一人物である。

　この症例ＺＴは、自分の性行について注意されてショックを受け、急性に発病し、興奮や錯乱状態、人格変換をともなう憑依状態になることによって、自分の願望を遂げようとした。だが、ユタの祖先崇拝シャーマニズムによる説明に、患者も両親も納得し、全治した憑依性精神病の典型例である。
　ＺＴがタブーを冒したその祭り（マチリ）は、既述したように与那国のもっとも大切な祖先崇拝行事であった。島全体が祖霊や神々の瑞気に充ち満ちているのであれば、彼女の病的状態を、祖先の祟りであると強調するユタによって劇的に治癒したのも、きわめて理にかなったことといえる。与那国において一般に、このような憑依状態を呈したものの一部が、成巫過程（職業人としてのシャーマン＝ユタ）をたどった、といわれている。

【症例2　KB】　19歳　女性

　家族歴と性格傾向　祖母がユタで「水の神」を拝んでおり、KBはこの祖母に可愛がられて育てられた。ところが、祖母はKBが小学校の頃、それまで信じていた与那国の祖先崇拝シャーマニズムを棄て、A教を信じるようになった。

　そのため、これまで四足の肉を少しでも食べるか、それを入れた食器を使用したかのとき、すぐ嘔吐していた状態が、ピタリと止まった。まったく、人が変わってしまった。祖母の入信で母やKBも影響をうけ、A教に改宗している。

　おばあちゃん子であるKBは、甘えん坊の面もあるが、素直で頑張り屋でもあった。自己顕示性もつよく、男勝りで、リーダーシップをとりたがる傾向があった。

　発病契機と症状　高卒後ボーイフレンドと交際していたが、その人に別の女性がいることがわかり、ショックを受けた。そのころから、ときどきボンヤリしている様子が見られるようになった。あるとき、仕事をしていてふっといなくなり、職場で大騒ぎになった。探すうちに、海岸の堤防でずぶ濡れになって座っているKBが見つかり、連れ戻した。本人は、どこをどう歩いたのか、憶えていないという。

　翌月になると、突然意識を失って転倒し、後弓反張様のけいれん発作が3〜4回出現した。後頭部を打つことはなく、演技的色彩が濃かった。

　精密検査のためY病院に入院し、脳波検査で異常は発見されなかった。徐々に幻覚をともなった心因性もうろう状態が頻発するようになった。「外へ出ろ」とか「毒を入れろ」の幻聴、「覆面をした男がいる。目の前に大木が見える。野原でずらりと人が並び、自分の前に立ちふさがっている」の幻視が、出現するようになった。

　家族にむかって、種々の不思議なことを言うようになった。「東崎沖で遭難死した先祖のYが、『S雄に会いたい』と言っている（S雄は本人の弟で、普通与那国の人は出生直後、祖先名を愛称としてもらい、彼はYの名前を命名されていた）。『グショ（後世—冥土のこと）までは連れて行

かないから、ひと目、見たい』と言っている」と、訴えた。

「町角に霊がうようよしている。その霊の一つが、『使うだけつかわれてボロ切れのように棄てられ、寂しい思いで死んだ』と嘆いている」、「今日、誰かに不幸なことがある」など、霊が見え、声が聞こえるように、真剣に話すのであった。

これらをよく調べると、「東崎の一件にしても、本来Ｓ雄がＹの名をもらって愛称として呼んでいたことも、ＫＢは知らないはず」であった。「町角の霊は、淋しく死んだ奉公人らしい」、「不幸があるといったその日に、ある人が亡くなった」など、本人の言うことがほとんど当たっているので、家族は驚いてしまった。

家族や周囲の人びとは、「彼女はスータガマリだから、ユタのように予言や占いができるのだ」と思いはじめ、恐怖と畏敬の念でみるようになった。

ユタの説明および経過　周囲の人びとは、ＫＢの後弓反張様けいれん発作やもうろう状態をみて、医療機関受診を勧めるとともに、これは祖先の祟りだからユタにも相談に行くよう、指示するのであった。あるユタのところへ行くと、「本来ユタであったＫＢの祖母がＡ教に入信したため、祖母の死後、その霊が迷って孫に憑いたのだ」と言われ、家族はただちにＡ教の本尊を処分した。

別のユタは、先祖Ｙのことを仄めかした（この事実について、このユタはまったく知らないはずだが）。「Ｙの遭難を予知した祖父系同胞のＴ女を、当時の人が精神病あつかいにしたため、その霊がＫＢに祟ったのだ」と言う。

衝撃をうけた家族は、ＫＢとＳ雄を同伴して東崎沖の見える拝所に行った。食物と線香を供えて先祖のＹに、「これがＳ雄だ」と顔見せし、Ｔ女へも熱心に祈願した。

このような処置と供養をしたためか、ＫＢの症状は徐々に快方にむかった。気づいたことは、症状が出現したとき、周囲が大騒ぎすると増幅度が高まるという、状況に左右されることであった。治療者側がつとめて平穏に対処したところ、症状はほとんど消失した。

この症例KBは、病像および経過から宗教的異常体験を有するヒステリー性精神病（広義の憑依性精神病）とおもわれる。ここで注目したいことは、周囲の人びとが本人の転換ヒステリー状態やもうろう状態をみたときは疾患とみなし、専門医を勧める。

一方、祖霊の現象について本人が語るときは、決して疾患とはせず、特別な出自の人として尊敬し、ユタと同一視することである。祖霊の声を聴き、その姿を垣間見るとき、彼女の世界は与那国の伝統的祖先崇拝シャーマニズムに包容されるのであろう。

【症例3　HK】　39歳　女性
　　家族歴と生活史　　両親ともユタの話をよく信じ、親類には有名なユタがいた。中学は母が病気で家事ができなくなったため中退し、HKが一家を支えて畑仕事や家事を切り盛りした。20歳頃那覇に出て水商売にはいり、ある男性と結婚した。30歳前後には、この病気のため離婚して帰郷した。

　　発病とその経過　　結婚後4〜5年して、酒飲みの夫と折り合いが悪くなった。縒りを戻すため、夫の信じているA教にはいればうまくいくかと考え、一度入信した。その後、あるユタから「A教を信じていると命を落とす」と言われ、すぐやめてしまった。

昭和39年頃から、神さまのことをときどき話すようになった。全国の神々が自分のところにきて、首を絞めるような恐怖感に襲われたこともあった。夫とけんかして頭をたたかれてから、ほとんど家事をしなくなり、与那国の実家に帰された。

郷里に帰ってはきたものの、神さまのことばかりを口にし、島中を徘徊した。ときには興奮状態になって、両親に乱暴する衝動行為も出現した。

昭和43年、巡回診療で精神科医が来島した。対話性幻聴、支離滅裂、自閉、疎通性欠如、衝動行為があるため、入院を勧められた。那覇の精神科病院に、5年間入院した。

昭和48年退院後、Y病院精神科へ通院するようになった。どういう

わけかHKは、与那国の自宅に帰ると状態が悪化した。徘徊、興奮、易刺激性、拒絶、関係・被害念慮がでてくるため、たびたびY病院に入院している。

宗教的異常体験と憑依状態　与那国にいるとき、家の前を行列する沢山の亡霊を見た。海岸に行くと、岩の上に亡くなった祖父母の霊があらわれ、供養したら見えなくなったこともある。

あるとき、白い馬と赤い馬２頭が、アガリ（東方、死後に霊が往来するところ）から降りてきた。パーンという大きな音とともに、「カミダタリ」の大声が聞こえ、自分の体が持ちあがった。驚いて、すぐに塩水を飲んだ。こわくなって沢山のユタを回ったが、どのユタからも「あなたはユタができる」と説明された。

そのころから、自分で、「水の神、世の神、竜宮の神」と呼びかけると、「それらの神さまが体にすーと乗り移った。声色は変化しないが、神さまの声でしゃべることができた。自分はHKであるにもかかわらず神さまと一体になって、線香の煙のゆらめきで種々の占いができた」と言う。ほとんど当たるので、周囲の人びとにびっくりされた。この当たることについてHKの姉も信じ、本人はユタになれると疑わない。

本人と面接時、HKは手を擦りあわせながら、「アンダタキノミジモト、ドゥナンダキノミジモト、マモリホンソン、タシワイタワイ……」と呪文を唱え、憑依状態になったことがある。この憑依状態はHKがのべるように、典型的な人格変換は起こさず、憑依妄想を有する同時的二重人格の様式であった。

病的状態のユタの説明　病的状態のとき何人ものユタを訪れたが、ユタたちは一致してつぎのように説明した。HKがこのような状態になった原因は、「実家にある先祖の位牌が間違っているからである」、「本来、実家にあるべき位牌が分家にあり、分家の持つべき位牌を実家が持っているため、祖霊が怒ってHKに祟った」と。

そのことを実家と分家が調べてみると、何代か前の位牌で混同されていることがわかった。両家が話し合って、HKの庭に仮小屋を建て、位牌交換の焼香をしたという。

> ユタには、水の神に対する供養がたりないとも言われた。自宅近くにあるアラミディ（水の神の霊所）に、両親と一緒に供物と線香を持ってお参りした。とりわけ、ＨＫ自身の守り神を大切にするため、床の間にクワンデンを立て、毎日熱心に祈祷するよう勧められた。このように、神さまや祖霊に熱心な祈祷をしたため、ＨＫの症状は徐々に軽快していった。

症例ＨＫは夫との不和から発病し、片や、自閉、対話性幻聴、支離滅裂、疎通性欠如、被害・関係念慮、徘徊、易刺激性、興奮の統合失調症症状があり、片や、憑依妄想、同時的二重人格、宗教的異常体験の憑依状態があった。

現時点において、症例ＨＫは、人格欠陥や人格崩壊には至っていない。しかも、祖先崇拝シャーマニズムによるユタの解釈で症状が軽快すること、ＨＫ自身のユタ的行為によって精神的安定がえられることから、その願望充足の心理にはヒステリー機制を想定させるゆえ、憑依性精神病に分類できるとした。ただ、統合失調症症状のあったことも否定できず、この点の検討は保留しておく。

これら３症例をまとめると、発病契機は全例とも対異性関係であり、発病時症状としては、錯乱もうろう状態、人格変換、憑依妄想、転換ヒステリー症状、宗教的異常体験としての幻覚、統合失調症様状態などである。

治療についてみると、第１例は現代医学の関与なしに伝統的祖先崇拝シャーマニズムのユタで完治し、後の２例は医療機関を受診したとはいうものの、やはりユタの関与が積極的にみとめられている。

ユタでは必ず神の祟りを持ちだし、その原因となった祖先の問題を解決するため、さまざまな処置をおしえられる。

ある人が上述のような宗教的異常体験を呈することについて、周囲の人びとはスータガマリではないかと疑う。ユタによってそれが認定されると、これらの症例に畏怖の念をもつようになるのであった。全例とも、経過は良好である。

以上からも明らかなように、憑依性精神病の治療や経過は、与那国固有の伝統文化的疾病観にかかっているといえる。それに対する地域住民の認識も、スータガマリという独自の伝統文化的解釈があり、これらについてつぎに記す。

シャーマニズム的見解

3症例をふたたび、与那国祖先崇拝シャーマニズムにもとづく神ならびに祖先の祟りという側面からみる。

症例ＺＴは、スータガマリであるのに神聖な祭りのタブーを破って、四つ足動物の肉を食した。症例ＫＢは、祖母がＡ教を信じ、祖父系同胞のＴ女を精神病者あつかいにした。ユタは、それらが神のいかりを買い、両者に憑依性精神病が生じた、というのである。

ここで症例ＫＢについて、やや詳しくのべる。まず、ＫＢの祖母がユタをやめＡ教に入信したことに対して、周囲の人びとやユタは批判の矢をむけている。Ａ教に入信することによって、伝統的祖先崇拝を否定し、祖先の位牌や祭事を無視した。そのため、祖母の死後、その霊が冥土に行けずにさ迷い、ＫＢに祟った。

そのうえＫＢの発病時、本人のみならず家族もＡ教を信じていた。これによって、与那国の神々が門まで来訪するが、屋内に入れなかった。神々が、彼女を守護することができず、あのような症状が出現した、とも判ずるのである。

家族は早速、Ａ教のご本尊を返却し、棄教した。これは、Ａ教という現代異質文化に対して、伝統的固有文化の観念が反撃を企てた、ともおもわれる。巡回診療時、Ａ教を信じていると、与那国の神々や祖霊がその人の門には入れず、その家に不幸の生ずる例が多い、という話をいたるところで聞いた。

症例ＫＢの別の解釈として、あるユタは、祖父の同胞であるＴ女（東崎沖で遭難死したＹの姉）の霊が祟った、とのべている。Ｔ女は生前、普段は精神病者のような非社会的生活をしていた。調子のよいときは、ユタ行

為もでき、事実、Yが遭難したとき、真っ先にそれを予知した。

　ある時、T女は、一生懸命に船を漕ぐまねをした。「頑張って漕ぎなさいよ」と盛んに独語した。それを見ていた身内のものが、「みっともないからやめなさい」と諭し、しきりに止めさせようとした。彼女は怒って、「Yが遭難しかかっているのに、知らないよ」と言い、漕ぐまねをやめた。その停止した時刻が、後でわかったことだが、ちょうど遭難した時刻だったという。

　このように、本来スータガマリでユタ行為ができるT女を、周囲の人びとが精神病者あつかいにしたため、彼女の霊が同胞の孫にあたるKBに祟った、というのである。

　与那国において、病気の原因が神や祖霊の祟りであるとする見方は、現在も地域住民の間に広く残存している。古くは、神の悪意、魔の仕業、他人の呪詛[70]も考えられていた。

　これらがユタによって明らかにされると、原因別に種々の治療儀式がおこなわれた。神の悪意に対しては祈願が、悪魔の仕業や他人の呪詛に対しては祈願と禁圧がおこなわれた。祖先の祟りでは、祈願、位牌や遺骨の置換がおこなわれた。

　祈願は主としてユタがおこなうが、一つは神を祀っている拝所や祖霊が迷っている所に行き、供養する方法であった。KBと家族たちは、ユタをともなってYの遭難現場が見える東崎に出かけ、供養している。

　もう一つは、自宅にユタを招いて祈願する方法であり、近年まで続いていた。これはクル・タテといって、平生は旧暦8月におこなわれているが、病気のような不吉の兆しがあらわれたときは、いつでもおこなわれた。

　ユタは、患家の一隅に香炉を安置し、毎晩その前に座って祈祷し、体をブルブル震わせながら唄い、その家の祖先や死んだ人びとと会話した。その内容によって、病気を上記の原因別に判断し、病人が早く回復するよう、祖先や神々に祈願した。

　祖霊や神々の予告によって、病気を未然にふせぐ祈祷もおこなった。クル・タテの最終日である7日目には、庭先に七色の旗を林立させ、ユタを先頭に身内や知人の女性たちが、東方に向かって1列横隊に並ぶ。つづい

て、竹の棒をもって船を漕ぐまねをしながら、幽界から呼びだした祖霊を、唄って見送る[70]のであった。このようにクル・タテは、病気の診断と治療、予防をかねた、宗教的儀式である。

　この他、祖先の祟りの処置としておこなわれる位牌置換は、症例ＨＫのとおりである。

　禁圧は、現在おこなわれていない。これは、病魔退散の儀式である。患家の庭に古着の切れ端を燃やし、もくもくと煙を立ちこめさせる。屋敷の周囲には、屠殺した牛や豚の血で塗り固めた、注連縄を張りめぐらす[73]（八重山の他島では、注連縄に獣類の骨や肉を吊す）。仕上げに、門の中央に約20センチの木釘2本を×印にし、「悪魔よ、屋敷内に入ったら木釘で打ちのめすぞ……」と呪文を唱え、終了する。

　身体疾患であれ精神疾患であれ、病気の原因が祖先の祟りであるとする祖先崇拝シャーマニズムは、昭和40年代与那国においても根づよく残っている。それゆえ、ある人が病気に罹り、治療が長びき、重篤な症状になったとき、与那国の人びとは「ユタ半分医者半分」と称して、つぎの行動をとる。

　それは、熱心に祖霊への祈願をおこなうと同時に、医者の治療をも受けることである。このことは沖縄本島のユタを調査したリーブラ（Lebra,W.P.）[81]も指摘している。巧みに、シャーマニズム的伝統文化的治療儀式と現代文化の医療を融合させている、といえる。

　ユタのシャーマニズム的伝統文化的治療は、神々や祖霊に対する住民の不安解消の役割を担っている。これはマーフィー[82]がのべるように、シャーマンが精神療法的意義を有しているからである。

　シャーマンが精神療法の技法をどのように獲得したかについて、ルーイス（Lewis,I.M.）[63]は、「シャーマンは不確実に治癒した精神病者であり、普通人とは違って神経症的ならびに精神病的側面を有している。そのため、彼らに来訪する神経症者や偽精神病者を、効果的にとりあつかう洞察をえている」、というのである。

　このことは既述した3例の憑依性精神病者が、本来であればユタとしてのシャーマン成巫過程をたどったこと、を想起させるものである。とりわ

け、与那国においてユタは、中途半端な精神の病をもつ人といわれる以上に、独自の特質をあたえられた人物とみられており、それがつぎに記すスータガマリである。

スータガマリとは

　スータガマリとは、本人自身は自覚していないにもかかわらず、祖先から特別に授けられた価値高い人生、ならびに運命を担って生まれてきた人、と与那国の一般住民に信じられている独得の出自である。

　これは、幼児期から青年期までに、病気がたびたび出現する人、一過性の精神病状態ことに宗教的異常体験や憑依状態を呈する人、性格的に平凡な人とは異なって非凡な言動を示す人などが、身内や周囲の人びとによってスータガマリではないか、と畏怖の念でみられることである。

　このような疑いが生じたとき、ただちにユタに相談して占ってもらう。そこで、スータガマリとの判定が下されると、周囲の人びとはその人の以後の人生を、尊敬の念で見守るようになる。事実、症例ＫＢは、すでに小学校時代からスータガマリではないかといわれ、祖母は他の同胞と区別して大切に育てている。

　この価値高い人生の一つの到達点がユタそのものであり、ユタこそスータガマリの条件をそなえていなければならない。ユタは、前述のルーイスがのべるあやふやな精神病者どころか、与那国の社会では尊敬に値する、非凡な人なのである。

　与那国のスータガマリは、沖縄本島のサーダカウマリ[83]やサアダカチュが訛ったものとおもわれるが、その範囲には若干の差異がある。リーブラ[84]によると沖縄本島のサアダカチュは、霊的地位とか価値高い生まれの人を指し、いずれ神に奉仕する聖職者（与那国でいえばツカサ、沖縄本島ではノロやヌル）か、個人的なシャーマン（ユタ）にならなければならないとされ、とくに霊的能力と神事（カミゴト）が強調されている。

　与那国にあっては、霊的能力もとりあげられているが、スータガマリの一部を構成するのに過ぎない。強調されているのは、特別の出自をもった

価値ある運命という点である。それゆえ、スータガマリであっても、必ずしもツカサやユタになるとはかぎらない。社会的に有能な活動をしている人、出世した人、偉業を成し遂げた人、権威のある人も、その範囲にはいる場合がある。

身近に経験したことだが、与那国の巡回診療時、いつも寄り添って患者や家族を温かくつつんでいたＹＨ保健師は、与那国の人びとからスータガマリといわれていた。

沖縄のカミンチュ（ヌル）が必ずサアダカチュであるのに対して、与那国のツカサは必ずしもスータガマリである必要はない。そればかりか、与那国のスータガマリには、男性もいるのである。

そして、ユタでもツカサでもなく、精神病者でもなく、日常的に宗教的異常現象を体験しているスータガマリの話を、与那国においてよく聞いた。その事例を若干、掲げておく。

【事例２】

いまから10数年前、あるスータガマリが草ぼうほうの地域を指し、「ここにガラス張りの家が見える。いずれなにかが建つ」と予言していた。それが、現在コンクリート建ての多い町役場近辺のことであった。

【事例３】

あるスータガマリの家に、一人の子供が訪れた。そのスータガマリには子供が見えず、きれいな着物で着飾った神々の行列が見えただけであった。はっとして、自分の神より子供の神の方が位の高いことを、一瞬のうちに理解した。その子がスータガマリであることも見抜いた。後日、訪問した子供と両親へ、「この子はスータガマリだから大切に育てなさい」と忠告した。その子は成人になって、与那国で有能な仕事をしている。

【事例４】

与那国で、ある有名な人（注：文献70の著者）が不慮の事故で亡くなっ

た。その2〜3日前にスータガマリの男性はすでに、その人の門前に棺桶が置いてあり、それをかつぐ何百人もの行列を見ていたという。

【事例5】
　親から荷物を受けとる夢を、あるスータガマリが見た。荷物はイカであったが、開けた途端、イカの墨がかかってきた。与那国でイカの墨は、血を意味している。心配したその人は早速ユタへ行った。ユタは、「誰か身内の子に、不幸があるかも知れない」と言った。家に飛んで帰って線香をあげたため、何事もなくおわった。

【事例6】
　ＹＨ保健師が、太平洋戦争中台湾に住んでいたときの話。空襲警報が鳴り、もんぺ姿で防空壕にのがれた。壕の上に瓜実顔の女性半身像が見えた。悲しそうな表情をしており、いやな予感がしたので、隣の奥さんに「防空壕を出よう」と呼びかけた。外に出た直後爆弾があたり、壕は壊滅した。
　つぎのようなこともあった。昭和22年頃、茅葺きの与那国自宅でミシンを踏んでいたところ、「水も流れるごとし、……」の声が3回聞こえた。目の前には小川が見えた。ユタに相談すると、大きな線香を立てて踊りながら突然、「早く連れ戻せ」と言った。
　なんのことかわからなかったが、そのうち、東崎で塩つくりをしていた夫が高熱をだし、骨と皮になって戸板にかつがれてきた。ＹＨ保健師はこれらのことを、半信半疑に話してくれた。

祖先名授与および親との相性

　前述したように、スータガマリとは祖先から授けられた独特の出自であるとのべたが、この祖先から授けられるということに関して追加する。というのは、症例2ＫＢの弟Ｓ雄が出生後、先祖Ｙの名をもらっていることからもわかるように、与那国においては祖先名を乳幼児期に愛称としてつ

ける習慣がある。

この際、祖先の名前をつけるときは「慎重につけよ」、との言い伝えがある。その子供は、単に先祖の名前をもらうだけではない。その先祖の性格や態度ないしは能力、ひと言でいえば、もろもろの素質を授けられることになる、といわれているからである。そのため、悪い祖先名は遺棄されるし、逆にスータガマリであった祖先名は率先して推奨される。

これと正反対の習慣として、生まれた子供が実の親と相性（ショウ）が合わないとき、ダティウヤ（抱き親）またはミティウヤ（道親）という風習がある。与那国において、子供と両親のショウが合わないとき、早死するといわれており、生後10日目（トウカマンサン）にショウが合うかそうでないかを干支で占う。もしショウが合わないことが判明すると、つぎのようなダティウヤ（抱き親）の儀式をする。

その日、重箱の一つに握り飯をつめ、もう一つに男児は弓矢、女児は刀を入れておく。身内の人がその児と一緒に重箱を持ち、火の神の最高神である太陽に向かって7回、「どうかショウの合う人を探してください」と拝む。その後、庭先に控えている前もって選ばれた、ショウの合う仮の親（男児は女の人、女児には男の人）が呼ばれ、その児を抱き受けて儀式が終了する。抱き親は生涯にわたってその児を援助し、その児は成人になっても抱き親を尊敬して、盆、歳末に付け届けするという。

道親とは、つぎのようなものである。両親がその児とショウの合わないのを知らずに育てていたとき、その児がなかなか泣きやまないことがある。早速ユタにみてもらうが、そこで「これはショウが合わないのだ。ある場所に行って最初に出会った人にその児を抱いてもらえ」と指示される。

最初に出会う人は、大人でも、子供でも、男でも女でも、いずれでもよい。初めに出会って抱いてもらった人を、ミティウヤ（道親）という。抱いてもらったあと自宅に呼び、抱き親と同じような儀式をする。

これら、祖先名の授与、抱き親や道親の習俗は、一方が身内から名をもらい、他方が他者に仮親になってもらうという点で正反対である。だが、その基底にはつねに祖霊の作用が前提とされ、ここにおいても与那国の伝統文化は祖先崇拝シャーマニズムである、といえよう。

与那国の憑依性精神病者に対する見方と、スータガマリを記述してきた。そこでは、与那国固有の伝統文化に祖霊や神への崇拝という志向性が脈々とながれていた。当の住民は、祖霊と自分との関係を、連続したものと把握しようとしていた。

　そのような状況にあって、種々の不幸や病気が出現したとき、一貫性のみだれとしてそれを祖霊の警告ととらえ、伝統文化的治療をするのであった。加えるに、スータガマリと呼ばれる人びとを、祖霊の贈り物ととらえ、大切にし、積極的に評価している。

まとめとして

　憑依性精神病からみた与那国の精神医学的事象を、つぎのようにまとめることができる。

1. 地域住民が憑依性精神病を、伝統的祖先崇拝シャーマニズムを背景にした一つの状態ととらえ、特別の運命を担ったスータガマリの徴候とみなすことである。
　　スータガマリという観点からは、憑依性精神病者、ユタ、ひいては正常者においても、宗教的超自然的知覚が体験され、正常と異常との境界はない。
2. 従来は、憑依性精神病をトータルにとらえていた。現代では、症例によって、転換ヒステリーや心因性もうろう状態、あるいは統合失調症様状態をそれから切り離し、精神医学の症状論として見直すようになっている。
　　ことに、地域住民は、統合失調症様状態を社会からの逸脱として疎外する傾向があるが、完全に排除しているわけではない。
3. 一時、Ａ教が弘まったが、それは祖先崇拝シャーマニズムを突きくずす現代異質文化ととらえられ、急速に減少した。
4. 与那国にあっては、現在においても祖先崇拝シャーマニズムが崩壊せず、伝統文化の基層を形成しているが、徐々に現代異質文化の侵食をう

けつつあることも否定できない。

第5章　与那国の精神病観

1　与那国の精神病

はじめに

　前章では、与那国の憑依性精神病について論述した。ここでは、それと対比しつつ、与那国の精神病を報告する。そのなかで、与那国住民は精神の病をどのようにとらえているか、についても考察する。

　この与那国は、沖縄本島からはるか南西へ520キロ離れ、行政的には沖縄県八重山群島に属しているが、距離的には台湾に近接した孤島である。言語学的に与那国方言は、琉球諸方言における沖縄本島方言や八重山方言と同列の位置[85]にあり、八重山の中心地石垣島の人でさえ、与那国方言を正確に聞きわけるものは少ない。

　このような与那国島に、前述したように私は巡回診療の精神科医として再三訪れ、精神障害者の医療にかかわってきた。毎回、30人前後の患者たちをY保健所与那国支所において診察し、来所できない人は保健師と一緒に家庭訪問した。

　一軒の家を訪問したとき、幻聴に悩まされ心身の苦痛を訴えていた患者さんに、身内の人が何回となく足腰をさすって慰めている情景を目撃した。

　独語と奇矯な振る舞いをしながらぶらぶら歩いている患者に、部落の人が声をかけ、お酒をあたえているのに出会った。もうろう状態で山野を徘徊する患者を、部落民総出で探しまわったという話を聞いた。その他、急性幻覚妄想状態で、祖先霊のことを口走る患者の言動を真剣にうけとめ、

祈祷を捧げたという話など、多々聞いた。

　与那国の精神障害者に対するこのような住民の態度は、当時私が居住していた東京のそれ、たとえば往診中の患者が服を振りみだして地下鉄ホームへ逃げこんだとき、周囲の人びとが無表情で一切関心を示さなかった、という知人の話に比べ、このうえなく温かいといえる。

　憑依性精神病が与那国において、社会から排除される対象とはされず、かえって特別の運命を担い、人びとの尊敬の対象（スータガマリ）になることを前章で指摘した。

　では、統合失調症とみなされる人びとは、いかなる処遇をうけているのであろうか。以下、症例を報告しつつ、与那国の社会文化的状況を念頭において検討したい。

症例分析

　統合失調症の初期症状において、その典型といわれる破瓜型は2例いたが、もはや言語的疎通性のつかない重篤な状態に陥ったものは1例のみであった。それ以外は大部分が緊張型ないし急性幻覚妄想状態を呈していた。

　昭和49年当時の総数10人中、破瓜型2、妄想型4、緊張型4であった（前章 表4-3）。妄想型のうち1人は医療の対象としてあつかわれず、地域社会に適応して生活していた。

　それゆえ、呈示する3症例はすべて、急性幻覚妄想状態ないし緊張型である。そのなかで統合失調症診断論からすれば、若干、疑義を有するとおもわれる1例がある。だが、ここでは統合失調症の本態を論ずることが目的ではなく、その症例分析をとおして、与那国の精神病観を考察するゆえ、あえてとりあげた。

【症例1　NH】　45歳　男性

　家族歴と生活史　　与那国の3部落のうち、久部良部落の漁師の家に同胞8人中7番目の子として、昭和3年に生まれた。母は情の深い人でユタと産婆をしていた。NHは母のユタ行為をみて腑に落ちない

点が多く、大人になってもそれを信じなかった。のちに、新興宗教Ａ教に入信し、熱心な信者になった。

　４歳のとき、無口ではあったが律義な父が台湾沖で遭難し、帰らぬ人になった。それからの生活は、母の産婆と長兄やＫ兄たちの漁師による収入にたよらざるをえなかった。大家族であったため生活は苦しく、２番目の姉は若いころ支那へ身売りされ、ＮＨのすぐ上のＳ姉も小学校を中退して台湾へ売られてしまった。

　そのうち、長兄が若くして脳卒中に倒れ、急死した。残った家族の養育および家計は、ほとんどＫ次兄の肩にかかるようになった。Ｋ兄は、父親がわりにＮＨたちを厳しく躾けたが、日夜生活費のことで悩みが絶えなかった。

　Ｋ兄は、徐々に不眠が出現し、一室に閉じこもり、他人を寄せつけず、仕事をまったくしなくなった。以後35年間、未治療のまま破瓜型統合失調症の経過をたどった。現在、言語的接触ができない重篤な状態である。なお、ＮＨの一家はこの他に、弟およびＳ姉が統合失調症に罹患している。

　このため、ＮＨは高等小卒後、一家の生活を支えるため、ただちに見習漁船員になり、家に送金をはじめた。太平洋戦争中も危険を冒して漁船に乗り、送金を続けた。

　与那国はランプ生活であり、外歩きは裸足で、質素な暮らしであった。部落民は各自がなんとか自給自足をし、相互の結びつきもよかった。終戦後、台湾と沖縄の密貿易基地としてこの部落が利用されたときは繁栄したが、その終了後は目にみえて衰退した。

　病弱なＫ兄や弟および母、妻子（29歳で結婚している）をかかえたＮＨは途方にくれた。いっそのこと一家そろって石垣島に出て独立した漁業を営もう、と考えるようになった。

　発病契機および初発症状　自営漁業の準備として与那国を引き揚げる際、船の中古エンジンを手に入れた。家を売ったお金と銀行の借金で、当時では大きい船、ＮＨにいわせると10年先を見越した中型船を建造した。これは弟と組んで漁をし、他の与那国漁師の獲った魚をそ

の船に積んで石垣の市場に出荷する、魚運搬船の役目も兼ねていた。

ところが、もともと安物のエンジンであったため、6カ月も経たないうちに壊れてしまった。修理するお金がなく、自分の船を手離して陸にあがり、魚販売をはじめた。それも資金不足で予想したようにゆかず、生活の困窮が一段とすすんだ。

NHは、自分たちがこのように極貧になったのは、役所の取締法が厳格で零細業者に対する保護育成法がなかったから、と攻撃している。そのころ、精神病に罹患しているK兄が重篤な腎臓病になった。その医療費すら払えない家計だったので、迷った末に生活保護を福祉事務所に申請した。

NHは、酒量が増えていった。毎晩、酒を飲んでは妻に怒鳴り散らし、翌朝、酔いが醒めては自責の念にかられた。周囲の人びとから軽べつされているとも感じるようになり、この感じは日毎につよまった。世間に馬鹿にされるくらいなら死んだ方がよいと考え、37歳の昭和41年某日、自殺を決意して、かかりつけの病院に睡眠薬をもらいに行った。

その病院へ行く途中、異様な体験が出現し、発病した。そのときのことをNHは、「歩道を歩いていると突然、電波がかかってきました。キャッ、キャッというヤモリに似た音波もかかり、これは近くの電線から発射されているようでした。おそらく最近、真暗闇でも見えるカメラが発明されたというニュースがありましたが、そのような機械で自分を監視しているのではないかと思いました」。「すでに町の様子も変なんです。たしか、病院へ行く道順を知っているはずなのに、東も西もわからなくなり、一瞬くらくらっとめまいがして、道端に座りこんでしまいました。あたりは奇妙なくらい静まりかえっていました」とのべている。

なんとか病院にたどりつき、睡眠薬をもらい、15日分を一気に服用して昏睡状態になった。ただ、病院では挙動不審に気がついて自宅に連絡をいれており、家族の発見が早く、3日前後で全治した。

その後の経過　このエピソードの後、再び一家そろって与那国に帰り、細々ながら仕事をしていた。NHは相変らず飲酒に耽っていた

ため、肝臓をこわし、内科の治療を受けている。
　帰郷2年後に、強烈な異常体験が出現し、2回目の自殺を図った。
「その日、黒いサングラスをかけた2人の軍人（米兵のようであった）が、小型ラジオのようなもの、詳しく見ると表面はトランジスターラジオですが、内部は精密な発信機になっているものを持ってきて、自分に電波をかけた」。「それにあたると、頭がビリビリして全身の力が搾りとられ、無理やり目や口を開かされ、両手が硬直して半身麻痺になり、呼吸が苦しく、いまにも死にそうになった。自分はロボットのようだった。山頂のテレビ塔から二筋のつよい光線が頭部に発射され、焼き殺されそうになった。光線と軍人の携帯している機械とはコンピュータで連結していると思った」。
　つづいて、「眼前の空間にカラーテレビのように、天然色のフイルムが1コマ1コマ見え、そのなかに鬼の面をかぶった人物がじーっと自分を睨んでいるので恐ろしかった。これらのことは10日間ぐらい続いた」。「不思議なことに、体中の脂肪が頭部にあつまり、シラミが異常繁殖した。生物学や科学が発達すれば、こんなにすばやく、微生物を発生させることができるのか、と思った」。
「異常現象は、明らかにあの2人が機械を使っておこなっていることだった。いくら科学文明が発達したからといって、このような方法で侮辱されるのは許せないと思い、2人の逮捕を警察に訴えたが取りあってくれなかった。屈辱に耐えるよりは、と思い自殺を図った」、とのべている。サトウキビ用鎌で首を切ったが、妻に力づくで止められ、未遂におわった。
　これら急性幻覚妄想状態は10日間で消失した。この後、NHはほとんど働かなくなり、飲酒と無為の生活に明け暮れるようになった。
　5年後、那覇でのA教座談会の帰途、石垣島の旅館で、幻聴、幻視、作為体験、被害妄想が急速に出現した。
「天空から声が聞こえて命令され、服を1枚1枚ぬがされた。外へ出され、歩くとストップをかけられ、あやつり人形のようにされた。声の方を向くと、仮面をかぶり、片眼鏡をかけた顔が見え、アメリカへ

行きたいかと言う。一瞬、地球の公転が停止したと思うくらい、暗黒の時間が出現した」と、恐怖の表情で訴えた。

その後、錯乱もうろう状態になり、Ｙ病院精神科に第1回の入院となった。これらの状態は1週間で軽快し、退院している。ＮＨは、Ａ教と関連して3回再発し、いずれも錯乱もうろう状態になり、短期間入院した。

ときに出現する異常体験は、必ずしも飲酒とは関連せず、電波や音波体験のほかに幻嗅体験もあらわれた。これをＮＨは、特別な科学作用によって自分を監視する、一種の管理社会のやり方だ、と糾弾している。「福祉と医者が結託して自分に毒薬を飲ませている」と訴え、妻に対して「お前は、権力と一体になっておれを圧迫している」とも詰問した。

与那国の町役場に押しかけて、議論を吹きかけ、行政機関の対応を罵倒することがあり、役場職員からは嫌悪の感情でみられていた。あるいは、躁状態になって真夜中から演説をぶつこともあり、「与那国の将来を救うのは、Ａ教だ」と大声でわめいた。選挙がちかづくと家計をかえりみず、沢山のものを買い、Ａ教に1票を、と隣人に配るのであった。

症例ＮＨは、37歳のとき石垣島において、生活苦から発病に至った、と考えられる。それ以後、彼の人生は、飲酒、無為、社会的不適応、精神症状出現のため、入退院をくり返していた。病像は、挿間性に急性幻覚妄想状態や錯乱もうろう状態、躁状態が出現し、急速に軽快するといった経過をたどった。人格荒廃を疑わせるものは一切なかった。

アルコール離脱せん妄と考えられる症状が1回みられた。それ以外は、必ずしも飲酒と関連せず、不眠の持続によって精神症状の出現する傾向がつよかった。

診断名としては、アルコール依存症を合併する急性一過性精神病性障害（ICD-10 F23）が妥当とおもわれ、広義の統合失調症圏とした。

この患者に私は、昭和49年初めて面接した。病像が消失したあとの態度は、まじめで礼儀正しく、浅薄なところはなく、話し方も理路整然とし

ていた。熱心なＡ教の信者で、子煩悩で妻にも思いやりがあり、統合失調症に罹っている兄と姉と弟の世話を、一手に引きうけていたのである。その後ＮＨは、昭和51年７月、大量の飲酒後、急死した。

【症例２　ＭＵ】　38歳　男性

性格傾向　　小さいときから甘やかされて育ったＭＵは、家庭をもっても、わがままな面が目立った。食事で気にくわないものがあると「食べない」といって妻を困らせ、仕事でも将来を顧みず、身勝手に手をひろげることが多かった。

発病契機と症状の経過　　自営業を拡大するため借金をしていたが、一年経過して収支決算をみると、赤字であることがわかり、心配になりだした。借金返済の期限が迫ったとき、ＭＵはなんとかお金を工面して返そうと駆けずりまわったが、徒労におわった。

年度末の某年３月、請求書が届いた。彼は、日増しに不眠、抑うつ状態になり、返済期限の２、３日前から仕事が手につかず、一日中寝込むようになった。

期限当日、頭が痛いといって瞬間的に興奮し、自ら柱に頭をぶっつけた。その日は一睡もしなかった。翌日、突然興奮して「自分はもうだめだ。これでおしまいだ」と大声でわめいた。身内が止めようとすると、まとまりのないことを一方的にしゃべり、「たのむ、たのむ」と哀願したあと、まったくしゃべらなくなった。

このような興奮と昏迷が３、４日続き、食事も睡眠もとれなくなったので、Ｙ病院に入院した。入院時、一切無言で昏迷状態がいちじるしく、終日横臥したままであった。

症状は１カ月前後で消失したが、発病当初のおよそ２週間はほとんど記憶がないという。３カ月後、興奮状態や幻聴が再発し、沖縄本島の病院に１年ちかく入院を余儀なくされた。

退院後、抑うつ状態や心気的傾向が持続して仕事はほとんどせず、ときおり興奮状態になることがある。

仕事の行きづまりから、心因性に急性発病し、抑うつ状態や不眠のあと、興奮と昏迷状態になった。その後、幻聴が出現した統合失調症である。

【症例3　CN】44歳　男性

生活史の概略　農業を営む実直な両親のもとに生まれたCNは、小さいときから黙々と畑仕事を手伝って育った。幼時より父は病気がちだったが、家族みんなに優しく威厳があり、CNに「勉強して先生になりなさい」と励ましてくれた。彼は父が好きだった。

小学校の頃、すでに兄たちは兵隊にとられ、父は病気で床についたままだったので、姉たちと畑仕事をして家計を支えた。部落の会合には、父の代理として出席するほどであった。戦前、戦後を通じて、CNは自分の土地を離れることなく、毎日こつこつと農業に精をだした。部落の道路整備に奉仕し、父の病気の世話もしたので、部落民の人望も厚かった。

発病契機と症状　終戦直後、マラリアに罹患し、発熱した。CNの病状が回復にむかうころ、10数年床に臥していた父が、マラリアの暴威に耐えきれず、他界した。CN、18歳のときである。

その日を境に彼は、悲しみのあまり抑うつ状態になり、一言もしゃべらず、一室に閉じこもるようになった。風呂に入らず、食事もせず、家の外へも出ず、人目を避けて何日となく泣いた。

このような状態が1カ月続いたあと、突然、興奮状態から錯乱もうろう状態になった。ナタで芭蕉の木をめった切りにし、家の壁をぶち抜き、火を放った。大声で泣きわめき、「父の声が聞こえる。父がそばにきている」と叫び、人びとの悪口を支離滅裂にしゃべるのであった。

CNの興奮状態があまりに激しく、驚いた家族は、庭に小屋を作って監置した。症状は3、4カ月で完全に消失したが、彼は病気のことを、よく憶えていないという。

その後数十年、まったく普通の人とかわりなく生活をしていた。ところが、3年前本土出稼ぎの面接試験に落されてから、再び昏迷状態になった。拒食、無為が顕著なため、Y病院精神科に入院し、1年半

の治療のあと、軽快退院した。

18歳のとき、父の死を契機にして、錯乱興奮状態になり、4カ月後に症状は消失した。以後数十年間、普通の生活をしていた。44歳の時、再び昏迷状態が出現し、現在も無為の傾向が続いている統合失調症である。

以上、急性幻覚妄想状態と緊張型統合失調症の3症例を呈示したが、ここで若干、憑依性精神病との対比をのべる（表4-2）。
憑依性精神病とは、病像が複雑でも、人格変換や憑依妄想、あるいは狭義の憑依には至らないが宗教的色彩をおびた異常体験を有するものをいい、その総数は昭和49年当時4人で、全例女性であった。
これに対して統合失調症は、総数10人中男7人であり、男性は女性の2倍も高い。与那国の3部落（Ka祖納・Kb久部良・Kc比川）を比較すると、憑依性精神病は祖納（2人）と比川（2人）しかなく、久部良は統合失調症が多く出現している（表4-3）。
発病契機をみると、憑依性精神病は対人関係の障害を主としていた。統合失調症のそれは、前述の3症例のみならずその他の患者も、生活苦などの社会的経済的ストレスによるものが多かった。
両疾患の性差および地域差については前章で報告したが、前者は女性像ならびに伝統文化との関連から、後者は社会変動期における各部落の状況から、それぞれ考察した。

発病時病型と与那国文化

この項では、与那国における統合失調症の、発病時の緊張型と妄想型をとりあげ、その病像の意味方向をさぐりたい。
さて、与那国の緊張型統合失調症4人は、緊張病性昏迷と興奮を呈していた。これを社会文化的視点からみると、外部から侵入してくる文化に対して、それが与那国文化に受容され言語として結晶化し幻覚妄想状態になる前に、現象的には単純な昏迷と興奮を生起させる、といえるだろう。そ

れほど、外部文化の侵入が急激な速度をもっていた。

　ただ、妄想型4人のうち、NHが示した急性幻覚妄想状態は、電波、音波、発信機、小型ラジオ、コンピュータなどの内容であった。これは侵入してくる外部文化が、現代科学技術文明であることを示唆しており、与那国の伝統文化である祖先崇拝シャーマニズムとはおおいに相違している。弁がたつNHは、現代科学技術文明に眩惑され、影響され、同一化しようとしたが、挫折し、発病したとおもわれる。

　侵入してくる現代文化を拒絶したくてもできない、一小地域与那国の苦悩を表現している、ともいえる。荻野[49]は、妄想型統合失調症は現代文化に晒されやすい状況において、より多く発病することを重視しなければならない、といっている。

　ところが、与那国は、現代文化が急速に侵入してきてはいるが、その照射度と浸透度は持続強度が弱い、といえそうである。それは、伝統的文化が形骸化している地域によくみられる破瓜型が少なく、与那国において伝統的祖先崇拝シャーマニズムがいまだ維持されており、文化的基層を形成しているからである。

　このような地域に緊張型ないし急性精神病が多いことは、アフリカの症例を報告したジレック（Jilek,W.G.）[86]の、一過性急性錯乱（bouffée dèlirante）やヒステリー性ないし統合失調症様精神病にも似かよっている。キーフ（Kiev,A.）[77]も、発展途上国において一過性の統合失調症とヒステリーが多く発生する、とのべている。

　与那国の、一過性統合失調症を緊張型や急性幻覚妄想状態、ヒステリーを憑依性精神病におきかえると、この2疾患における発現状況の根底は同じ意味方向を指し示している、といえるかもしれない。

　これは、前者は伝統文化から脱出して現代文化に身をおいたとはいえ同一化できずに、後者はシャーマン文化的伝統文化にいる人が現代文化に接触して、発病したからである。

　換言すれば、一方は現代文化内から直接的に、他方はシャーマン文化内から間接的に、侵入してくる現代文化のなにものかに拒絶反応をあらわしている、という等根源的事象ではないであろうか。

現代文化にひそむ拒絶すべきなにものか、とはなんであろうか。これは荻野の強調する「病者にとって、病者の側にいること」[87]という視点に立つならば、おのずと明らかであろう。

与那国の病者および住民の立場からみるとそれは、与那国の伝統文化を充分に了解しないで侵入してくる文化的側面、与那国の現実の社会文化的状況を考慮しないでおしよせる異質な一側面、といえそうである。

加えるに、現代文化に使用されている精神医学体系も、与那国においては異質な一側面を有している。それに相違して、すぐれて本質的な精神の病に対する伝統的分類ならびに観念が内在していた。それをつぎにのべたい。

2　与那国の精神病観

フリドゥブルとカンブリ

与那国において、いわゆる異常な心理状態もしくは精神症状を示す方言[88]には、以下のようなものがある（表5-1）。

行為が支離滅裂でつじつまが合わず、頭がおかしくなっている状態を①フリドゥブル、そのような人をフリトゥという。

フリトゥは、ときに家のなかに閉じこもり①-㋑ダークマイ、呆然としトゥリバイ、支離滅裂な言葉フリムヌイをしゃべる。ときに、火を弄び、刃物をもって暴れるため、社会的に危険な状態ウドブサンドになることもある。

経過からとらえると、フリドゥブルが持続的中等度に固定した人を①-㋺イビタラヌム、突発性に出現するが一過性に経過する人を①-㋩ナマダフリトゥと称している。

この他、神や祖先霊が憑き、神事（カミゴト）ができる状態を②カンブリという。前章の憑依性精神病が、まさにカンブリである。もの思いに沈んで悩みのある人を③モノムイ、調子が高くて大風呂敷を広げる人をウブムヌイキルトゥ、いつもびくびくして臆病ものはチムグマである。

突然の驚愕で顔面蒼白になり気分が悪くなるものタマチドゥラレブルニブンスャー、間が抜けてマグリドゥブル、籠が外れた人カネハンディ、もうろくした人⑤ウグリドゥブル、の方言がある。

けいれん大発作は⑦ウチダマ、知的障害は⑥ウムグトダサ、酒乱傾向の人は④サゲヌマフリムヌ[85]という。

これらの与那国方言を、現代の精神医学的状態像に対応させたのが、表5-1 である。

7つの状態像ないし疾患のうち、②から⑦までは正常範囲内の若干の偏倚であって、精神の病としてはあつかわれない。いわゆる正常範囲をこえて病的な精神状態（気が狂う）とみられるものは、①のフリドゥブルのみである。ただ、②のカンブリには往々フリドゥブルが合併するので、そのときは正常範囲を逸脱したものとみなされる。

以下に、フリドゥブルとカンブリについて、論をすすめたい。

フリドゥブルは語源的に、フリ（狂れ）[89]とトゥ[85]（人）とブル（ある様態のこと？）から狂人の状態をあらわし、カンブリは、カン[85]（神）にブリ（狂れる。あるいは振れ？）することを示している。つまり、フリドゥブル（フリトゥ）の

表5-1　与那国方言と状態像

	与那国方言	状態像
①	フリドゥブル	精神病様状態
	㋑ダークマイ	無為自閉
	㋺イビタラヌム	不完全寛解
	㋩ナマダフリトゥ	突発性・反復性
②	カンブリ	憑依状態
③	モノムイ	抑うつ状態
④	サゲヌマフリムヌ	アルコール依存
⑤	ウグリドゥブル	認知症状
⑥	ウムグトダサ	知的障害
⑦	ウチダマ	けいれん発作

フリ、カンブリのブリは、狂気の「狂」であり、これは沖縄本島のフラー、宮古島のプリムヌのプリ、ムイブリムヌやガクブリのブリ[90]、石垣島のフリムヌなどと、いずれも同根とおもわれる。

「狂れる」は、語源的に「振れる」や「触る」と関連づける説[91]がある。とりわけ、「振り」には、物が生命力を発揮して生き生きと小刻みに動く意、神霊や生命の活力を呼びさます意味が含蓄[92]されている。

これらから、与那国および沖縄文化圏において、精神の病をあらわす方言は、キチガイではなく、狂気のキョウやクルイでもない、といえる。それは、古語にちかい「フレル」から派生した「フリ」を現在なお使用しており、後述するように意義深い価値観を内包している、とおもわれる。

フリドゥブルのほかに精神の病をあらわす方言として、石垣島ではシンケー、西表島西部ではシンケ、波照間島ではグラン・グラン、宮古島ではゲレン・ゲレンがみとめられるが、語源的には明らかでない。

宮古島の精神病認識調査をした仲村の報告[90]には、カンツキャギィ、シツィブリ、カンカカリャがある。このうちシツィブリは、周期的にあらわれる精神の病を示し、与那国方言でいえばナマダフリトゥにちかい。カンツキャギィは一つのカミゴトとしてとらえられ、与那国でいえばカンブリである。これが自然におさまればカンカカリャ（沖縄本島のユタや与那国のムヌチ）に成巫する、といわれている。

シツィブリやカンツキャギィ、ガクブリが慢性化し陳旧に至ると、ムイブリムヌになって、回復の望みがない人格荒廃状態になる。

話はそれるが、日本語と琉球諸方言の関連を記す。大野[93]は、八重山方言で歯をpa、墓をpaka、骨をpuni[94]というように、奈良時代より以前の本土でも、舟をpunaと呼んでいただろうと指摘した。琉球の諸方言が日本語的な性格をもつに至ったのは、弥生式文化の伝播と同じころ、と推定[95]している。

与那国方言が琉球諸方言の一分枝[85,94]であることは間違いない。それなのに、沖縄本島方言や宮古方言、八重山方言とどのような歴史的関連を有するか、台湾や中国の影響はなかったものか、詳しくは判明していない。

II 与那国の文化と精神病理

　与那国の精神の病をあらわす方言としてフリドゥブルとカンブリをみわたし、沖縄本島や宮古島のそれと比較しつつその語源をさぐった。

　ここで、本項の主題であるフリドゥブルとカンブリという2つの状態像について、さらに掘りさげたい。

　第一に、カンブリをみる。これは宗教的異常体験を必ず有し、それらを幻覚、妄想、実体的意識性、自動運動、意識変容、人格変換などの憑依状態によって実現する。一般に自己コントロールがほぼ可能であり、与那国のシャーマニズム的伝統文化に対応した予知、予言、占いなどができる。

　この状態は、一過性のもの、持続性のもの、反復随意性のものなどがある。フリドゥブルの状態が挿入されることも多い。精神医学的に、カンブリとは、正常であれ異常（精神病様）であれ、憑依を呈している状態、いわゆる憑依症候群といえる。

　典型的なものは、既述したフリドゥブルをあわせもつ憑依性精神病である。この他、一過性に宗教的異常体験を有する急性幻覚妄想状態の統合失調症、憑依妄想を前景とする妄想型統合失調症がある。

　正常な人、ツカサ（沖縄シャーマニズム圏の聖域である御嶽を司式する女性）やムヌチ（与那国のユタ）も、ときおりカンブリ状態になるといわれている。これらの人びとは、カンブリの状態によって神や祖霊と交流するがゆえに、特別の運命を先祖から授かったスータガマリとして、社会的に尊敬の念でみられている。

　第二に、フリドゥブルの状態をのべる。これは前述したように、行為が支離滅裂でつじつまがあわず、自己コントロールが不可能になり、普段の社会生活がみだれ、周囲との疎通性が阻害されている状態である。これには、一過性のもの、反復性のもの、進行性のもの、持続固定性のものまであるが、宗教的異常体験はあくまで欠如している。

　これを現代の精神医学用語におきかえると、つぎのようになる。症状的には、錯乱もうろう状態、ヒステリー性もうろう状態や転換症状（後弓反張など）、緊張病性興奮や昏迷、急性幻覚妄想状態、躁病性興奮、精神運動発作などである。無為、自閉、意欲減退、人格荒廃、統合失調症の不全

寛解状態もある。

　疾患としては、統合失調症、躁病、非定型精神病（ICD-10 F 23急性一過性精神病性障害とF 25統合失調感情障害）、ヒステリー（F 44解離性転換性障害、F 44.3トランスおよび憑依障害）、心因反応（F 43重度ストレス反応および適応障害）、精神運動発作型てんかん、知的障害の一部などがふくまれよう。

　フリドゥブルに対する周囲の態度は、その状態の強弱によって異なっている。社会的規範の逸脱がほとんどなく、慢性進行性に人格荒廃に陥り、無為、自閉的な状態にあるダークマイ（症例NHのK兄）、ぎりぎりの社会的生活能力を維持しているイビタラヌム（最初の巡回診療時に部落で出会った独語と奇矯な振る舞いをしている患者）は、与那国の地域社会において、同情と世話で支えられ、社会的に排除されることはなかった。

　しかし、フリドゥブルが一過性ないしは突発性にあらわれ、社会的規範の逸脱がつよく、周囲の人びとの手に負えないウドブサンド、ある種のナマダフリトゥは、やむなく私宅監置がおこなわれていた。

　症例CNは、興奮状態があまりにも激烈であったため、身体に鎖を巻かれて監置されたという。この状態は1年後に解除され、その後数十年、まったく普通に生活していたため、一般の人びとと同様にあつかわれ、社会的排除の烙印はおされなかった。

　もう一歩ここで、カンブリとフリドゥブルの病像を、前章に呈示した憑依性精神病3例と本章の統合失調症3例とで究明したい（表5-2）。

　憑依性精神病の3例からみると、カンブリはもちろんのことフリドゥブルの状態も併せもっていることがわかる。このうち症例KBとZTは、宗教的異常体験、予言、予知があり、症例ZTのみは人格変換がはっきりと出現している。周囲の人びとやユタは、明確にこの2人をスータガマリと断定し、ユタの治療的影響もつよい。

　これに対して、カンブリを有しながら一過性のフリドゥブル状態も併存した症例HKには、緊張病性興奮、支離滅裂、対話性幻聴があった。それゆえ、ある側面ではスータガマリといわれ、別の側面ではナマダフリトゥとされ、周囲の評価が分かれるのであった。

表 5-2 でみる統合失調症の3例に、カンブリの状態はなく、フリドゥブルだけである。ユタの治療的影響も少なく、経過は反復性ないし慢性の傾向をみせている。

ユタの影響力は、カンブリを呈する憑依性精神病では効果があり、フリドゥブルの統合失調症では弱い。このような地域では、統合失調症をふくめて民間療法との協力が必要である、という報告[96〜98]もなされている。

与那国の社会では、統合失調症と憑依性精神病という現代精神医学における疾患分類が、与那国の伝統的祖先崇拝シャーマニズムを基底にした、フリドゥブルとカンブリという状態像概念に吸収されていた。

このうち、精神の病が著明なものとは、社会的規範の逸脱がはなはだしい、突発性のフリドゥブル（ナマダフリトゥ）というきわめて限局されたものであった。その他の大部分のフリドゥブルは、社会的に許容され、地域社会で生活している。また、一過性のフリドゥブル（ナマダフリトゥ）であっても、回復すれば狂人(フリトゥ)という見方は消失し、社会的排除の烙印をおされることはない。

むしろ、これらのフリドゥブルでも、ときにはスータガマリを証明する

表5-2 フリドゥブルとカンブリ

	症例番号	姓名	性別	状態像		ユタの影響	経過
				フリドゥブル	カンブリ		
統合失調症	1	NH	男	急性幻覚妄想状態 錯乱もうろう、躁状態	—	—	反復
	2	MU	男	錯乱もうろう、興奮・昏迷・幻聴・意欲低下	±	±	慢性
	3	CN	男	錯乱・興奮、昏迷・無為	—	—	慢性
憑依性精神病	4	ZT	女	錯乱もうろう	人格変換 宗教的異常体験	+3	良好
	5	KB	女	ヒステリー性もうろう 転換ヒステリー	宗教的幻視、幻聴 予言、予知	+2	良好
	6	HK	女	緊張病性興奮、支離滅裂 対話性幻聴	同時的二重人格 宗教的幻視、予言	+2	軽快

徴候とみなされ、社会的に畏怖の念でみられる傾向があった。

　与那国社会で住民にもっとも恐れられていた疾患は、一番目にハイビョウ（結核）、二番目にサンビャッキ（ハンセン氏病）であり、突発性のフリドゥブルは三番目に過ぎなかった。

　前節で記した3症例は、初発症状が突発性のフリドゥブルという点において、現代与那国の精神の病を代表するものである。これは、緊張型統合失調症が与那国では、より事例性として浮びあがってくるからともいえる。

　常識的に統合失調症といえば、古典的精神医学においては、NHのK兄がその典型といえるが、住民はまったく白眼視せず、NH一家の献身的世話をゆるやかに見守っていた。ことさら、地域社会の排除の対象とはせず、ダークマイの人として、かえって同情心をもっていたようである。

　精神の病に対するこのような周囲の態度や処遇は、その背景に与那国の伝統文化的基盤が潜在しているからとおもわれる。これらについては、いままでの論点を整理しつつ、次項でのべたい。

精神病者をどうみるか

　与那国において精神の病とは、社会的規範の逸脱がいちじるしい突発性のフリドゥブル、ナマダフリトゥにとどまる、とのべた。この点から3症例を見直す。

　症例1のNHについて、検討する。NHは、早くから父を亡くし、病弱の長兄やK兄とともに、苦労して育っている。そのためか、母のユタ行為に疑問をもち、その意義を否定する傾向があった。女性が積極的である与那国社会には珍しく、より男性的でエネルギッシュな人物であった。

　与那国の男性は一般に、勝ち気で社交的で明朗活発な女性の影に隠れて、温和で非社交的な性格傾向をもっている。これに反してNHは、積極的な指導性を発揮し、中型船建造は十年先を見越したものであった。与那国住民の大部分が棄教したA教を熱心に信じ、与那国の将来はA教にかかっている、という信念ももっていた。

　とりわけ、自分の仕事に四苦八苦したとき、原因は当時流入しつつあっ

た官僚的役所の取締法の厳しさである、といって理路整然と役場の人に抗議をしている。極貧になって、役所から生活保護費をもらわざるをえなくなったときの彼は、煮え湯を飲まされる思いであったのだろう。

事実それまでは、精神病のＫ兄と弟、病弱な母、妻と子をかかえて、一生懸命に仕事をしていた。その彼が、役所の生活保護費を受給するようになってから、仕事をせず、徐々に酒浸りになり、ついには発病に至ったのである。

前述の取締法を施行しているのは琉球政府であったが、彼はその裏に米軍がいることを見抜いていた。与那国で急性の幻覚妄想状態に陥ったとき、米軍人らしき人が現代技術文明の粋をこらした機械によってＮＨを殺害しようとしたのは、取締法の本質そのものを象徴している、といえそうである。それ以後、現代科学の現象が種々の異常体験に再現され、ＮＨはそれらを管理社会の一つのやり方である、と攻撃している。

ＮＨはこのように、平生からユタ的考えを否定してＡ教を信じ、与那国の女性優位の文化に対して男性のリーダーシップを主張していた。とくに、侵入してくる現代文化的行政機構の不備を追及し、彼自身は与那国の超越の方向を目ざしていた。

だが、その姿勢は、与那国社会の伝統的祖先崇拝シャーマニズムの無視、なかでも現実的妥協の拒否という意味において、すでに社会的規範を逸脱する傾向があった、といえよう。

ＮＨは、急性幻覚妄想状態や錯乱もうろう状態のなかで、現代技術文明や管理社会の官僚性に翻弄された。躁状態では、与那国の将来はＡ教が救済すると叫び、目をむくような社会的逸脱をおこない、周囲からナマダフリトゥといわれた。

役場の人が、嫌悪の感情をこめて、「このナマダフリトゥめ！」と罵るのは、つねに現実的妥協をしいられる役人の弱点を、彼が鋭く追及することにおそれをなしたため、とおもわれる。その反面、ＮＨが現実を見据えた改革を実行したなら、立派な政治家になったであろう、と住民誰しも一目おいた発言をしている。

症例２のＭＵに話をすすめる。この患者は、前述のＮＨのような貧しい

生活環境とは異なって、幼少時から苦労がなく、甘やかされて育てられた。そのわがまま勝手な性格傾向が、成人して自営業の拡大にあたり、災いしたといえる。

借金返済の期限が刻々と迫り、窮地に陥ったとき、自ら頭を柱にぶつけ、自分の失敗を一時的に浄化しようとした。結局、のがれるようにして病的状態にはいり、興奮と昏迷によって、周囲の接近を閉ざしてしまった。

この状態が、本人のわがままを突きはなしつつも、何らかの手を差しのべようとしていた地域の人びとに、常軌を逸した行動と映ったのは当然といえよう。ただちにY病院に連絡がとられ、入院させられてしまった。

MUはその後、再び興奮と幻覚の症状が出現し、沖縄本島の病院に1年ちかく入院。与那国の地域から排除されていた。退院後帰島したが、抑うつ状態や心気的傾向が持続して、仕事はしていない。もはや、地域に迷惑をかける行動はなく、周囲の人びとは排除せずに、この患者の回復を優しく見守っている。

症例3のCNは、住民に気づかいをみせる性格や生活史、発病契機となった父の死をみれば、与那国の社会において、同情され、周囲の支持も厚い。ただ、錯乱もうろう状態における彼の行動が、他者に危害を及ぼす、あまりにも逸脱したものであったため、社会的には一時的に隔離せざるをえなかった。

回復してフリドゥブルの状態が消失したとき、この患者は社会的排除の烙印をおされることはなかった。地域住民に温かくむかえられ、約十年間にわたり普通の生活を営んでいた。昭和49年当時、2回目の再発で抑うつと無為の状態であるが、前二者に比較して、人びとの受けいれは好意的である。

これら3症例は、突発性のフリドゥブルもしくはナマダフリトゥとして、与那国の社会では危険性をともなう精神の病とされ、地域社会から排除される傾向にあった。

といって、たとえフリドゥブルの状態が激烈であっても、社会的疎外は一時的ないし部分的といえる。ウドブサンドとして、きわめて物騒で鎖を身体に巻きつけられ私宅監置されたCNでさえ、そのフリドゥブルの状態

が消失すれば、まったく烙印はおされなかった。住民から不遜な人物とされたＮＨに対しても、平常なときは、理路整然とした潔癖性を評価すらしている。

一時的に地域で問題を生じさせる精神の病に対して、社会から完全に排除することの少ない与那国社会は、アッカークネヒト（Ackerknech,E.H.）[99]の「未知のものへの特有なかまえ」、ともいえる。精神医学的レッテルをはる現代文化的社会とは、異なった対処をしているのである。

身内意識とスータガマリ

与那国のこのような精神病観の根拠として、二つを考えたい。

一つは身内意識である。ある人がフリドゥブルになったとき、周囲の人びとがいつかは自分の身に起こりうることとして、一事実、与那国のフリドゥブルはほとんど心理的ないし環境的誘因が濃厚にみとめられる一自分に引きつけてとらえている。この気持ちは島の人情である、と一住民は話していた。

与那国住民との出会いで体験した幾多の光景、幻聴に悩む人に足腰をさすって慰め、独語と奇矯な仕草をする人にお酒をあたえ、もうろう状態で行方知らずの人を総出で探し、ＮＨ訪問時隣人の入れ替わり立ち替わりの入院説得やサンダルとズボンの貸与などは、地域住民の自然な発露であった、といえるだろう。結婚のとき身内にフリドゥブルの人がいたとしても、破談の理由にはならず、家族もフリドゥブルを隠蔽する必要はないのである。

伝統文化的基層が完全には動揺していない与那国のような地域において、身内意識や同胞意識が顕著に残っていることは、平安[100]、柴田[101]も報告している。そこでは精神病者が白眼視されず、自由にのびのびと社会生活をしている、という。

リン（Rin,H.）[102]は、このような地域では精神病の予後が良好である、と指摘した。それは、地域社会自身に治癒力が保持されているからではないか、という。彼は、このことを研究すれば、現代文化が定着している地

域社会の治療阻害要因について、改善の糸口をさぐることができるのではないか、とものべている。

　それは、フリドゥブルを自分の痛みとしてとらえ、積極的な援助の手をさしのべる、よい意味での身内意識、とおもえる。というのは、身内意識が逆転すると、排他主義にもなりうるが、与那国においてそのような傾向はほとんどみられないからである。

　もう一つは、地域社会の治癒力と関連して、与那国の精神病観を形成するスータガマリの観念をあげたい。

　スータガマリとは、本人自身は自覚しないが、祖先から特別に授けられた価値高い人生、ならびに運命を担って生まれてきた人と与那国の住民に信じられている、独得の出自である。

　この典型例がカンブリを呈する憑依性精神病の患者であり、表5-2のKBとZTはユタからスータガマリと認定されている。他方、HKはフリドゥブルの状態があまりにいちじるしいため、スータガマリだという人と、そうではないという人とに評価が分かれていた。

　にもかかわらず、このHKをふくめ突発性のフリドゥブルであるNH、MU、CN、巡回診療時に出会ったさまざまな精神を病む人たちに、地域の人びとは濃やかな処遇をしていた。その根底には、これらフリドゥブルの人びとをスータガマリかもしれない、という想念が与那国住民の頭をよぎるのではないか、と考えたいのである。

　スータガマリとは別の言葉でいえば、平凡な日常的生活をする人とは異なって、非凡な非日常的生活をする人びと、現実の日常性を超越しうる人びとを指している。与那国の住民は、この超越性、先祖や神への超越、現実的社会の束縛からの超越という方向に、期待と畏敬をいだく、とおもわれるのである。

　このようにとらえれば、社会的規範を逸脱するフリドゥブルも、非日常性そのものである。非日常的逸脱のなかに超越性を見出すがゆえに、スータガマリの可能性を思い浮かべ、尊敬の念に裏づけられた援助の手をさしのべる、と考えられる。

　スータガマリに近接の観念として、日本では、柳田の報告した因童（よ

りわら）[103]）がある。柳田は、「昔は 7 歳の少童が庭に飛降って、神怪驚くべき言を発したといふ記録が多く、古い信仰では朝野共に、之を託宣と認めて疑はなかった」と言い、その小児のことを因童とのべている。

神隠しの児童にもふれ、「我々の先祖たちは、寧ろ怜悧にして且つ空想の豊かなる児童が時々変になって、凡人の知らぬ世界を見てきてくれることを望んだのである」との記述は、スータガマリと一脈通じるものがある、といえよう。

外国では、マーフィー（Murphy, J.M.）ら[104]が調査したエスキモーにおける「thinness」が、これに類似しているとおもわれる。thinness とは、人びとの見えないものを見、将来を予言し、落し物を探すことができる人をいう。すべてのシャーマンは thinness である。

狂気と呼ばれる人が必ずしもこれではなく、社会的に有用で文化的に容認された妄想 thinness と、狂気 crazy とは区別される、とのべている。エスキモーの人びとは、thinness が妄想的でありながら地域社会にとって役立つこと、そこにスータガマリと同じ超越の方向をもとめるのであろう。

祖先崇拝と精神病観

いままで論じてきたスータガマリ、カンブリ、フリドゥブルを図式化し、現代与那国の精神病観のまとめとしたい。図 5-1 にもとづいて説明する。

まず、与那国全住民にとって、U_0 である先祖ないし神は、すべての人を統一し、代々に社会を支配している。その神や先祖から特別の運命を授けられたものとして、U_1 のスータガマリという人びとがいる。これら一群の人びとは、U_2 のカンブリを体現できる人を中心にして、一般住民のなかで、児童から青年期までの病弱者、特異な性格と言動をともなう人、有能な活動をしている人、一部のフリドゥブルがふくまれる。

つぎに、U_2 のカンブリである。これは、フリドゥブルと合併した U_2 左部分と、非精神病的で日常的には正常といえるがときにカンブリ状態を発現するツカサやユタの U_2 右部分から成立している。

R_1 のフリドゥブルは、いわゆる精神病様状態を呈する人であり、この

なかには前述したように統合失調症をはじめ、自己コントロールを失う人びとが分類できる。

つづけて、与那国のフリドゥブルを厳密にみるため、R_1からU_2とU_1を除去すると、R_2の小部分になる。このうち、狭義の精神病が突発性フリドゥブルであることを喚起するなら、現代における与那国の精神病の領域は、きわめて狭くなる。

ひるがえって、与那国におけるスータガマリおよびカンブリという伝統文化的観念が消失すると、精神病の概念は、R_2から一挙にU_2とR_1を合わせもつ広範なR_3の領域になる。これがまさに、現在の精神医学体系に

図5-1　与那国の精神病観

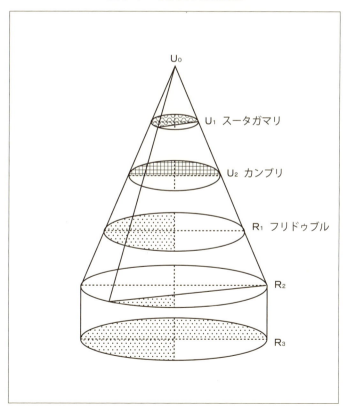

おける精神病概念といえる。

　柳田[103)]は、「昔の精神錯乱と今日の発狂との著しい相違は、実は本人に対する周囲の者の態度に在る」といい、前述の児童の変になることを例にとって、精神の異常に積極的な側面をみとめている。

　その点、現代の与那国にスータガマリとカンブリの観念が残存していることは、精神の病に対する地域住民の態度に、有用な価値を支持するものがある。図におけるR_2からR_3への移行は、周囲の者の姿勢ならびに地域社会における基層文化の変質ともいえよう。

　与那国方言のフリドゥブルおよびカンブリの「フリ」は、「狂れる」から由来し、その語源に「振り」という説のあることをすでに指摘した。この「振り」に、神霊や生命の活力を呼びさます意味[92)]のあることを鑑みるとき、与那国のフリドゥブルは、原初点においてスータガマリの思想に合致するのではないか。そうであればこそ、現代のフリドゥブルも、スータガマリとみられる傾向がある、とおもわれるのである。

　この角度から図5-1を見直すと、原初におけるスータガマリはU_1とR_2を合体したもの（R_3を包みこむ）になり、いわゆる現代的意味での精神の異常という通念はなかった、と想定できる。

　いずれにしろ、与那国の精神病観が現在R_2の領域であっても、地域の現代化が進行することにより、R_3へ拡大することは必至であろう。従来であれば、憑依性精神病のHKをスータガマリと評価していたものがフリドゥブルとも判定するようになったのは、この概念拡大が後戻りできないことを物語っている。

　伝統的祖先崇拝シャーマニズムに基礎をおくカンブリとスータガマリの観念が無に帰したとき、与那国のフリドゥブルは、より一層社会から疎外されるであろう。

まとめとして

　与那国との出会いにおいてうけた印象、ことに精神病者に対する住民の心くばりについて、症例分析をとおしつつ、その背景をさぐってきた。そこで浮かびあがったことは、与那国の精神病が緊張型統合失調症ないしは急性幻覚妄想状態の病像をとるものが多いことであった。

1. 社会文化的視点から憑依性精神病と対比してみると、位置する文化圏は相違しているものの、両者とも侵入する現代文化の異質な側面への拒絶反応として理解されうることであった。
2. 与那国における独自の精神病理構造をみるために、与那国方言の解析を試みた。そのなかで抽出された因子が、詳述したフリドゥブル、カンブリ、スータガマリという概念であった。
3. 与那国において、いわゆる正常な精神状態か否かは、社会規範を逸脱するか否かによるものである。一方、人びとが神や先祖と交流できるか否かは、シャーマニズム的伝統文化によるものである。これは、前者より上位に属し、カンブリといわれる。
4. カンブリの最上位に、スータガマリという神や先祖に直結する運命論的規準がみとめられる。これらスータガマリとカンブリをフリドゥブルから除外すると、純粋のフリドゥブルの領域は、ごくかぎられたものになった。
　　スータガマリが与那国社会で尊敬の対象になることの帰結として、フリドゥブルに対する住民の温かさの源泉を、ここに掘りあてたのである。これはまた、フリドゥブル（＝精神障害者）を支える地域社会における治癒力の、伝統文化的礎石といえるものである。
5. このような視点でみると、自然科学に依拠した現代の精神医学体系が、与那国にとっていかに異質な側面を有しているかがわかる。
　　ことに、性格的に異常な言動をするもの、幻覚妄想状態を呈する宗教的体験をもつものなど、与那国においてスータガマリとみなされるものであっても、現代の精神医学体系ではすべて精神障害に分類され、社会

6．一方、与那国の分類が万全であるというのではない。現代精神医学体系の疾患概念がフリドゥブルとカンブリという状態像概念に吸収されるとき、身体因性のもの、たとえばフリドゥブルにおける精神運動発作型てんかん、知的障害などに治療上の問題が生じるからである。

　同時に、明らかに統合失調症の慢性経過をたどり、言語的疎通性のまったく欠如した重篤な症例が取りのこされていたのも現実であった。

7．本章において強調したかったことは、その文化圏のもつ精神病観によって、精神病者の処遇や社会復帰、ひいては地域の治癒力に差異があるのではないか、ということである。

　現代文化を身にまとった都会人が未知の地域を訪問し、初めて病者に接するとき、その地域や病者のもつ文化的素地を充分に配慮する必要性である。これはブロイラー（Bleuler,M.）のいう、病者にとっていかに「よき友、よき相談者」[105]になりうるか、の重要性を示唆している。

3　与那国余話 ― 命アルアイヤ

スンカニ節[106]
　ユナグニヌ　ナサギ
　　　　　　イクトバド　ナサギ
　ヌテヌ　アルアイヤ
　　　　　トヤイ　シャビラ

　一人の男を追った。与那国の元漁師で、他に先がけて漁と魚運搬をかねる中型船をつくった男ＮＨである。ただそれは、中古のエンジンゆえ、いくばくも経たないうちに故障してしまった。事業の継続ができず、貧困のどん底で発病した。

第5章　与那国の精神病観

NHとの出会い

　昭和49年9月某日は、巡回診療のため与那国島にはじめて足をおろした日である。1日目はY保健所支所で診療し、2日目は来所しなかった患者たちの家庭訪問をおこなった。

　そのなかに、「今日、入院をお願いしたい患者が久部良にいます」との与那国支所YH保健師の話で、Y病院精神科看護師長、Y保健所精神保健担当係らと午後、患宅をたずねた。港よこの坂をのぼった小高いところにあるNH宅は、岩石むきだしの地面にトタン屋根バラック建てであった。

　初対面ゆえ時間を充分とって、話に聴きいった。情報としてもっていたNHの症状と照らしながら、「入院して治療する必要がある」と丁寧に説明した。隣近所の人も入れ替わり立ち替わり説得にきた。顔なじみの精神科看護師長も駐在YH保健師も、穏やかな口調で諭していた。

　NHは、なかなか首を縦にふらない。飛行機離陸の時間が刻々ちかづいていた。粘りづよく説得を試みたが、警戒心があるのか了承しない。離陸20分前、もはやこれまでと一同あきらめ、訪問専用マイクロバスで空港へ向かおうとした。

　すると、突然NHが走ってきて、ひょいとバスに乗ったのである。下着姿のステテコと裸足のままである。「まず、よかった」と胸をなでおろし、バスのなかで薬を服用させた。空港に到着して待合室に座っていると、隣席の人がサンダルを、近所の人がズボンを渡し、無事機上の人になった。

　NHとの出会いは、つよい印象をあたえた。それまで患者とは、病院の診察室か病棟か往診でしか会わなかった私にとって、近隣の人が交互に説得に来宅し、空港では本人の様子を見て当然のようにサンダルやズボンを提供した事実は、想像もできない住民の行為であった。

　詳しい生活史や発病契機、病状やその後の経過は本章1節の症例1として記述した。ここでは、その末尾に記載した急死前後から綴ることにする。

NHの死

　派遣医でY病院に行くたびに、NHと話をしている。昭和51年Y病院に滞在していた7月某日、入院中のNHが午後5時には戻る、といって外

出した。約束の時間を過ぎても帰院せず、午後8時になって精神科スタッフ総出で探しはじめた。

午後11時、某所で飲んでいるとの連絡がはいり、なんとか説得して病棟に連れてきた。酔っているため、なにやかにやとくだを巻き、ようやく隔離室に収容してスタッフが眠りについたのは、翌日午前4時頃である。

熟睡していた午前5時前後、病棟から急報があった。呼吸が止まっているとのこと。診察すると、すでに呼吸停止、脈（頸動脈・大腿動脈）触知せず、心音聴取せず、瞳孔散大となっていた。ただちに心肺蘇生術を施行したが、呼吸・脈拍停止したままで心音も聴取せず、6時15分死亡を確認した。

まったく予期しない死で、衝撃であった。つい涙があふれ、嗚咽をもらした。同じ病棟に入院していたS姉の、「なぜ死んだの。H夫さん。なぜ！」の慟哭が頭にこびりつく。午後、妻が来院する。

翌日、県外に就職していた長女が駆けつけ、病棟に入るなりワッと泣きだす。その日、病院霊安室でA教葬をあげる。読経のさなか、奥さんのすすり泣きが胸をうった。

手元に一枚の名刺が残った。そこには生粋のウミンチュ（海人）[107]であったにもかかわらず、接頭に「元」を○でかこみ農業・漁業販売の肩書きになっている。20数年間の漁師をやめ、陸にあがって営業をはじめた謙虚さとともに、同僚漁師への負い目が隠されているのだろう。

お別れ会

同年11月派遣医として最後の与那国巡回診療時、NH宅で線香をあげた。心づくしの昼食をごちそうになり、隣近所の人たちも加わって、私の送別会をしてくれた。三線をもちだし、「スンカニ節、与那国小唄……」を唄う。NHの奥さんの目に涙、YH保健師さんの目に涙、三線を弾いている小母さんも涙声、私も目頭があつくなる。

別離の哀しさがこみ上げる。これまでの経験にはない、優しさ、温かさ、辛さであった。以後、30数年精神科医をしているが、患者や家族の前で涙を流したことはない。

スンカニ節（訳）
　与那国の情（なさけ）は
　　　　　心のかよう言葉が情
　命のあるかぎり
　　　　　お付き合いしましょう

一人の男が世を去った。彼との交流はたったの2年でしかなかった。しかし、私の心には生きている。「命（ヌテヌ）のあるかぎり」とは、生物的生命がなくなったら断絶するのだろうか。命（ヌテヌ）は心のかよう（イクトバド）情け（ナサギ）があるかぎり、現世と後世の境を超えて生き続けているのではないだろうか。

　与那国空港を飛びたった
　　　久部良がどんどん小さくなった
　石垣空港を飛びたった
　　　八重山がどんどん小さくなった
　那覇空港を飛びたった
　　　沖縄が小さくなり見えなくなった
　そして、羽田空港に降りたった
　　　気忙しく往来する人にまぎれ、
　　　　　　　無情の歯車になった

Ⅲ　八重山の文化と精神病理

第6章　八重山に第一歩

1　ニライカナイに降りたつ

はじめに

　那覇から空路で1時間半、YS11プロペラ機で石垣島に降りたったのは、昭和49年8月であった。平坦な島影に於茂登（オモト）岳がちょこんと頭をだし、着陸のため旋回をはじめた眼下に、サンゴ礁湖のエメラルドグリーンやコバルトブルー、白波の線にへだてられた外海のウルトラマリンブルーなど、鮮やかな色彩が輝いていた。

　機外に出ると日射がまぶしく、目を開けられないほどであった。椰子や芭蕉の木、梯梧（デイゴ）や榕樹（ガジュマル）の樹々が、南国にきたことを実感させた。病院官舎では「キッキ、キャッ、キャ」と笑ってヤモリが歓迎の意をあらわし、約3カ月の派遣医生活がはじまった。

　以後、昭和49年から昭和55年の6年間に通算1年3カ月滞在する、第一歩が踏みだされたのである。これまで経験してきた精神科医療にはない、「青い鳥」をもとめる、ひそかな意気込みをいだいていた。

派遣医の経緯

　この沖縄県立八重山病院勤務（Y病院）は、東京都精神医学総合研究所（現東京都医学総合研究所）に在籍時、日本精神神経学会（学会）沖縄精神科医療委員会がバックアップする厚生省（現厚生労働省）精神科派遣医制度を

利用し、国立武蔵療養所（現国立精神・神経医療研究センター病院）にお願いして、そのひと枠に組みこんでもらい実現したものである。

　学会の沖縄精神科医療への支援は昭和42年からはじまっていたが、当時の学会紛争ともからんで、さまざまな混乱があった。学会理事会、評議員会、派遣先病院当局、および沖縄精神科医療委員会と意見が食いちがい、錯綜[108,109]していた。極論に、沖縄の精神科医療に協力するとは、「日米帝国主義の手先になる」というものまであった。

　沖縄精神科医療委員会は派遣医とともに、「沖縄の精神障害者がおかれている疎外の現状（私宅に監置され、地域に放置されている患者）を直視し、これを精神科医として座視すべきではない」[110]との基本姿勢をつらぬき、困難をのりこえ継続している。

　そのような論争や騒動が一段落したなかで、私の派遣もきまった。都精神研の研究員であったため研究目的を立案しなければならず、それを「沖縄県八重山群島のトランスカルチュラル精神医学」とした。実質は、昭和47年本土復帰後の沖縄精神科医療に協力することである。

　市街地からすこし離れた石垣空港裏の真栄里に、八重山保健所（Y保健所と略）と隣接してY病院はあった。一般病床48床（外科、内科、小児科、婦人科）、結核病床48床に、前年の昭和48年精神科病床50床が建てられ、合計146床となっていた。精神科病棟は、他科病棟から渡り廊下でつながれた、別棟1階建てであった。スタッフは、常勤精神科医1人、看護師長1人、女性看護師6人、男性看護師6人、補助婦2人の計16人であり、そこへ派遣医として私が加わった。

　50床の定床に入院患者は最高で30人、平均20数人前後である。病棟はがらんとして静かな雰囲気がただよい、のんびりとしていた。東京の200床前後の民間精神科病院で診療した折り、病床はいつも超満員で、喫煙室は肩と肩が触れあうほどの混みようであったことからみると、天と地の差があった。

精神科開棟による監置例入院

　ここでは、八重山住民や保健行政担当者、沖縄精神科医療関係者から病

棟設置が切実に必要とされた理由の一つである、私宅監置例をとりあげる。患者たちは、昭和48年Y病院精神科病棟の開棟にともなって、自宅監置小屋から直接入院した例、あるいは八重山出身でかつては監置されていたがその後島外精神科病院に入院していた転院例である。

【症例1　KD】　37歳　男性　統合失調症

生活史と性格　波照間島出身。高校は石垣市に下宿し、成績上位で友人もおり、内向的ではなかった。

発病と病状　発病は昭和29年高校3年のころ。猛勉して不眠、集中困難、幻覚妄想状態が出現した。町中をうろつき回り、善悪の判断なく店のものを盗み、沖縄本島の精神科病院に2年入院した。退院後帰島したが病状悪化し、徘徊、抑制欠如、滅裂、興奮などがあり、自宅敷地内に小屋を作って10年ちかく監置した。

監置の状況　自宅裏8畳のブロック小屋は排泄用の穴が1つあるのみ。ときに糞便を窓から外へ投げることがある。食事は渡した分だけ食べる。暑さ寒さがわからず、着物をすぐ破く。2〜3年前まで大声で唄っていたが、年月が経つにつれ、人がくると隅に隠れ、ものを言わなくなった。薬は一切服用していない。

昭和43年7月、宮古島の県立宮古病院から精神科医が、巡回診療で波照間島患宅を訪れた。監置小屋に全裸で本人がうずくまっており、医師たちが入っても興奮せず静かである。問いかけに一応答えるが、意味がわからず、独語となる。奇妙な手つきと体の屈曲が目立ち、膝関節軽度拘縮があった。

昭和46年6月、3年ぶりの巡回診療。入口の戸を開けた途端、ぷんと異様な臭いが鼻につき、うす暗い小屋の片隅に頭だけ壁にもたせかけ、全裸で横たわっていた。体や小屋のあちこちに糞便が付着していた。応答可能だが、内容は滅裂であった。「はい、苦しいです。話しません」。

問いかけると、おどおどしてぽつりぽつりの返答だったが、後に堰（せき）を切ったように話しだした。内容は滅裂でまったく理解できない。そ

れを聞いた母、「ひゃあ、この人、話すのですね。こんなに話したの、初めてです。話しかけても、見向きもしないんです。それに立てるんですね」とびっくりする。

　精神科治療の開始　本格的な精神科治療は、それから2年を待たなければならなかった。昭和48年5月Y病院精神科病棟が開棟すると、最初の患者として同年6月某日入院した。直後から保護室を使用した。不自然で窮屈な姿勢をとり、しかめ顔やとがり口をして独語するが、看護スタッフには理解できない。

　両膝関節拘縮のため室外に出すとき、車椅子をつかった。これらの身体症状は急速に回復し、自力歩行が可能になった。3カ月後一般病室に移り、草刈りに参加できるまでになった。

　入院1年目の昭和49年8月、本人と出会ったが、ひょうきんといったらよいのか奇妙といったらよいのか、典型的な衒奇症なのか、独特の仕草があった。にこにこ笑いながらリラックスした様子で、灰皿の上にサンダルをのせ、ちり箱をガタガタゆする。畳のへりに沿って、ぴょんぴょん跳ねる。たわいのないものが多く、憎めない患者であった。

　ただ、月に1～2回ほど極度の不穏や不眠が出現する。ある時、ちょうど居合わせたことがある。目が血走り表情を硬くし、いまにも襲ってきそうで不気味さを感じた。あの彼が、と見間違えるほど豹変し、切迫性があり、スタッフを震えあがらせた。

　そのような状態変化があったが、家族は監置時より軽くなった、といって喜んだ。昭和49年正月には1週間の外泊、つづいて1カ月の外泊が実現するようになっている。

【症例2　JS】　42歳　女性　統合失調症
　生活史と家族歴　波照間島で生まれ育つ。8人同胞の5番目で、同胞2人はマラリアに罹患し死去。本人も14歳のとき同病にかかり、高熱や意識障害を生じたが全快した。高等小卒後、家事手伝いが主であったが、カツオ漁期にはカツオ節工場で働いた。性格は、優しく、親切で真面目、人づきあいもよかった。

発病の契機　　発病は21歳の昭和28年頃である。恋人がいたが親に反対され、別の人と結婚した。うまくいかず、精神的に不安定になり、親は「それなら恋人と結婚しろ」と許可した。ところが、こんどは恋人に、「おまえ、頭おかしいから結婚しない」と断られた。

それをきっかけに精神的変調が顕在化した。外を出歩く、仕事を転々とする、もとの恋人宅へ投石するなどがでてきた。夜も眠らず、昼はぶらぶら、いくら叱っても黙ったままであった。他家に迷惑をかけることを心配した家人は、自宅から1軒離れたところに小屋を建て、その中に丸太で広さ1.5坪の監置室をつくった。

監置の状況　　食事は時間ごとに運んで食べさせた。用便もそのなかでした。当初は、「なぜこんなところに、閉じこめる？」と反抗したが、徐々に言葉少なになった。1年経過した頃、対話性独語に熱中し、家族や隣人が話しかけても返答しなくなった。

フロに入らず、髪は切らず、服をあたえても破りすて、裸のままで同じ場所に座っていた。月1回生理のときはとくに不機嫌で、食事を投げつけたりした。12年の歳月がながれた。

本格的な精神科治療　　昭和40年11月（33歳）本島の精神科病院に入院し、精神科治療がスタートしている。入院時、無気力、無関心、無言、空笑、強硬症、感情鈍麻があった。身体的に筋萎縮や両膝関節拘縮があり、自力歩行は不能であった。診療録には精神荒廃状態と記載されている。ベッド周囲に平然と排泄し、衣服や寝具が汚れても無頓着、食事も手づかみであった。電撃療法通算60回、種々の抗精神病薬を処方するが病状は改善しなかった。

昭和49年7月、八重山出身ということでY病院に転院してきた。42歳になっていた。同年8月、本人を初診察した。問いかけても、ほとんど聞きとれない低い声でぶつぶつ言う。周囲とは一切かかわらず、中年女性だがだらしない格好で頻回にトイレ通いをしていた。

入院2カ月頃、ようやく病棟生活になじみはじめ、花札や屋外作業に加わるようになった。同年12月、何年かぶりで実家に外泊している。翌年の3月頃には、知人が来棟すると懐かしそうに目を細めた。昭和

51年の外泊帰院時、主治医が会うと、「先生、楽しかった」と明るい表情で報告するまでになった。

【症例3　ＦＫ】　35歳　男性　統合失調症

　生活史と家族歴　　石垣島の生まれ。8人同胞の末っ子。同胞5人と父はすでに死去。3人の姉たちは県外に嫁いだ。八重山に住んでいるのは、老人ホームに入所している実母と本人のみである。性格はまじめ、しつこい、粘着質。

　発病の契機　　高校1年の昭和30年発病。授業中に突然大声で笑いだし、独語、徘徊、興奮状態になり、10年間私宅監置された。監置の詳細は不明。昭和42年6月から7年間、県立宮古病院に入院した。拒食、拒薬、無言、衒奇症、強硬症などの症状があった。

　転院後の経過　　昭和49年11月Y病院に転院し、そのころ患者を診たことになる。無関心、昏迷、強硬症、拒食が持続していた。強硬症は数十分から数時間にわたることがある。桁外れの強硬症になると、タバコに火をつけたまま硬直し、指先が火傷したこともあった。ベッド仰臥中の出現時、他科から異動してきた看護師は仮死状態と判断し、驚いて心蘇生術を施したほどである。

　気分のよいとき強硬症について聞くと、「自分ではじめようと思ってやる。おわるときも、自分の意思でやめる」と言う。強硬症が長引いているとき、目の前にタバコをちらつかせると、ぱっとベッドからとび起きるようにもなった。

　昭和51年8月からパイン作業所に出る。単独で、母のいる老人ホームに、面会に行くようにもなった。

　各症例の監置状況は、昭和40年代の本土精神科医療に照らしてみても、不衛生で、非人間的で、悲惨というほかはない。だがこの監置は、私が昭和42年精神科医局に入局し、医局員として初期研修した某病院で見聞したことと、どれほどの違いがあるだろう。そこでは、保護室へ入るのに三重に施錠された厳重な扉を開け、便壺ひとつ4畳の鉄格子室に、ロボット

ミーを施術された患者がうごめいていた。

　監置例をまとめると、私宅監置がいかに長期であっても、監置にまつわる身体症状や不衛生な習慣は治しうることであった。膝関節拘縮、弄便、放尿、手づかみの食事、破衣、もの投げは改善する。重篤な強硬症も軽快する。精神運動興奮や衝動行為も軽減する。だが、疾患に関連する症状としての、空笑、独語、幻覚妄想状態、衒奇症や中等度強硬症は持続している。

　特徴として3症例の発病に、心理的要因がよくわかることである。たとえば学業の重圧や失恋など。また、ケアの面からみて、患者を取りまく身内や隣近所の世話や援助が温かく、たとえ長期の監置例であっても病状が穏やかになれば、外泊が容易に実現するのであった。

まとめとして

　碧緑のサンゴ礁湖内に泳ぐ、黄、青、赤、橙の宝石のような熱帯魚、まばゆい日射をはね返す白い砂浜。陸には濃緑のフクギや黒幹のクロキ、深紅のデイゴ、青空に映える真っ赤なハイビスカスなど、原色の世界があった。都会から来訪すると、そこはニライカナイであった。

　ニライカナイとは、人頭税[71]やマラリア禍[111]など、離島苦で骨身を削るような想念のなかから生みだされた、八重山庶民が描く理想郷である。生と死のはざまでぎりぎりの選択をせまられ、故郷を脱出する目標として、海坂のさらに遠くに抽出されたものがニライカナイ[72,112,113]である。都会人としての私が、多忙な日常生活や煩雑な人間関係をのがれるためのものでは、断じてない。

　しかし、旅人からみればニライカナイと眩惑されるここにも、精神障害に悩み苦しむ人びとがいたのである。本土の現代的精神科治療体制や精神科病院からみると、劣悪な保護環境のなかで、家族や隣近所の世話を受けながら生存していたのである。

2 ユクイに加わる

はじめに

　ここに一枚の写真がある。波照間島巡回診療のとき撮った御嶽（方言で「うがん」ほか「うたき」ともいう）である。香炉以外、なにもない（写6-1）。深閑とした鎮守の森にあった。御嶽は八重山群島各地にみられる、村落の祭祀やユタの拝所としてつかわれる神聖な場所である。
　本節では、祖先霊を崇拝する祭事に参加した体験から、あるいはユタの治療効果を信じている医療従事者の話から、ツカサとユタについて報告し、御嶽の意義を考察したい。

写6-1　御嶽

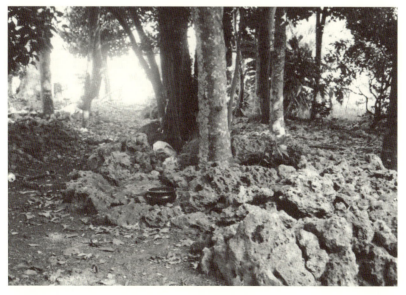

竹富島の種子取祭

　昭和51年10月某日、竹富島出身の女性看護師のさそいで、竹富島種子取祭に参加した。Y病院精神科病棟女性看護師2人、男性看護師2人、事務1人および私、計6人で泊まりがけとなった。

　この祭事は竹富島最大のもので、苗を植える儀式にはじまり、発芽の祈願、豊作を祈る儀式が続き、10日間にわたる。1日目に部落長宅に三字（あざ）の幹事があつまり、ツカサ同席のもと、祭りの手順を話しあう。行事には竹富島出身の人びとが、石垣島、沖縄本島、日本本土からいっせいに帰郷する。

　われわれが参加したのは、7日目（かのえとら）の、種子を蒔いたあとの発芽の頃におこなわれる儀式であった。

　その日は、神酒、タコ、魔除けのニンニク料理を、御嶽聖域前にもうけられた神殿に捧げ、祈祷する。御嶽の広場では部落民による、棒踊り、腕棒、豊年踊り、馬乗り舞の披露があり、神に奉納する。踊りには、知人、親、子、同胞、親戚が加わり、励ましのかけ声がとぶ、楽しい雰囲気である。

　夜にユクイ（世乞）[114～116]があり、われわれも有志一員として同行させてもらった。これは部落民有志が各戸を徹夜で回り、各家庭の豊作を、祖先霊や土地の神に祈願する儀式である。ユクイに先立ち部落民有志は御嶽で祈祷のあと、ツカサから授けられた神木の葉一枚を鉢巻きに大切にくるんで、身をひきしめる。

　午後7時30分頃、ツカサを先頭に総勢50人前後の部落民有志が銅鑼（どら）と太鼓をたたきながら、一軒一軒回りだした。道中では道唄をうたい、その家の敷地に入って、中庭で巻唄をうたいながら全員が輪になってぐるぐる回る。唄がおわると、二手にわかれて交差しながら巻踊りのクライマックスになり、その家の長男を胴上げする。

　つづいて、座敷に入れるだけ部落民があがり、ツカサと一緒に身をかがめてお祈りをする。一同が「ソーレ」と声をかけ、祭壇の位牌に祈祷する。すべてが終了すると、酒、塩、ニンニクがだされ、参加者に配られる。どこの家に行っても参加者の吐息はニンニク臭であったが、自分自身ニンニ

クに浸りきっているため嫌な臭いではなかった。

　私はこれらすべてに加わり、座敷ではツカサのそばに座らせてもらった。そのためツカサの挙措を観察できた。祭壇に向かって皆がお祈りをしているとき、ツカサは「家主の祈る声の出し方がおかしい」と言って、急にクスクス笑いだした。えっ、どういうこと、と内心びっくりした。周囲が緊張した面持ちで拝礼しているとき、破顔したからである。

　翌日、眠い目をこすりながら、奉納芸能がおこなわれている御嶽に行った。祭りはあと3日続くが、われわれ一行は勤務のことを考え、1泊で終了した。

竹富島の症例

　このような地域であっても精神を病む人がいる。症例はY病院に診療録が保存され、7章1の保健師調査によってわかったものである。

【症例　EK】　61歳　女性　　統合失調症
　生活史と宗教　　竹富島で生まれ育つ。4同胞の末っ子。小卒後家業の糸紡ぎを手伝う。気が小さい性格。一時キリスト教に入信した。最近は天理教にかわり、毎日熱心に拝む。
　発病とその後の経過　　昭和36年頃（48歳）、心因は不明だが電波がかかってきてこわくなり、死のうとして海に入り、波にもまれているところを助けられた。以後、部屋に閉じこもったため、昭和38年那覇の精神科病院に入院し、5年後退院帰島した。昭和45年6月の巡回診療時、うつむいたまま、ぽつんとしか答えない。「女の人の声が聞こえる」と言うが、部屋の隅で壁に向いたまま、うずくまっていた。
　保健師訪問の状態　　昭和49年9月（61歳）保健師の訪問時、食器や茶碗を数人分テーブルに並べ、「今日、9人のカミ様がくるので接待する」と話す。同月15日敬老の日には正装して、「死ぬから、棺を作ってくれ」と言いだす。あわてた家族は那覇へ連れて行き、そのまま某精神科病院に入院させた。

III 八重山の文化と精神病理

ツカサとユタ

ツカサとユタの検討にはいる。

第一に、八重山群島各島の神女ツカサは、沖縄本島ではノロといわれ、その淵源は琉球尚王朝時代まで遡る。尚真王[117]は1477年、按司の中央政権を確立してから祭政分離を画策し、一村から数村にまたがって祭祀を司る、祝女ノロをおいた。時代とともに神職組織は消失したが、その名残が八重山群島のツカサである。

ツカサはカミンチュ（神人）ともいわれ、普通の庶民にはないシジ（神霊－神と通じることのできる霊的能力）をもつ。彼女らは各部落固有の年間神行事を御嶽におもむいて司式するとともに、自宅新築時の地鎮祭や願い事の家庭祭事も取りしきる。

それらをとおして、御嶽の神や各家庭の祖先霊に、部落民が災難（事故、暴風、干ばつ）に遭わないよう、病気に罹らないよう、旅を安全に過ごせるよう、豊作で栄えるよう、祈願する。当時の波照間島神行事日程（写

写6-2 神行事

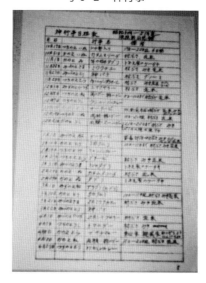

6-2）を示す。道端の部落案内板に張り紙してあった。

　ツカサは名誉ある仕事であり、世襲ないしは指名されて継承される。普段は一般の人と同じ仕事をしている。私が知ったツカサには、格式ある家庭の老婦やスナックの美人ママがいた。総じて知的レベルが高く、品位があり、住民から尊敬の対象とされていた。

　ユクイ儀式のとき失笑し、不敬な印象をあたえたツカサのことは前述した。よくよく考えれば、そこが家庭の座敷でリラックスできる場所であればこそ、笑えたのかもしれない。

　なんとなれば諸家[83,84]によると、聖なる御嶽で祈祷するツカサは、神々しいほど真摯な態度で、身命を賭けた姿である、という。けっして笑顔やリラックスした表情はみせない。いっときの旅人としての私は、そのような御嶽の祈祷場面には立ち会えなかった。

　御嶽の神は、上勢頭の竹富島[114]によると、植物（粟、麦、芋……）、動物（牛馬……）、自然（火、山林、海、雨……）など種々にわたり、祖先霊に限定されない。明らかにアニミズムも、神として包含されている。

　第二に、ユタについて論をすすめると、ユタも、その起源はノロと同じ[118]といわれている。桜井[83]は、尚王朝がノロを国家官僚体制に組みこんで公的性格とし、民間のユタを体制外においたため、ノロの祭祀的領域とユタの民間信仰領域とが確立した、と指摘している。このあと、時代によっては、ユタへの弾圧や禁止がしばしばおこなわれたが、現在まで根強く生きのびている。

　ノロは国家の変貌とともに弱体化し、部落としての御嶽の祭事も衰退しつつあるのが現状といえる。にもかかわらず、組織もなく公認もされていないユタが存続しているとは、歴史の皮肉である。

　ツカサや神行事、祭事に関する研究や記録は、現地の郷土史家[72,115,116,119,120]から多く出版されている。なぜか、ユタに関するものは本土の研究者や外国人[83,84,118]からのものである。

　ユタは、個人的災難（不幸、病気、家庭内の困りごと）の原因追求をする。ユタそのものが生業で、大部分は女性である。ほとんどが、「何代か前の先祖供養がたりない。位牌継承（直系男子の継承ならびに財産の相続規則）

に誤りがある」と判じ、各地の御嶽での祈りが提案される。当たるときと、外れるときがある。相談者は不安が解消するまで、何人ものユタを訪れ、莫大なお金を費やす。

ユタの相談場面や成巫過程については、沖縄本島のそれを研究した大橋の報告[118]に詳しい。ひとつ強調したいことは、ユタになる人は、必ずといってよいほど精神的な異常体験を通過していることである。

ユタに相談した事例

ユタは庶民に根づいていると聞き知っていたので、八重山に一歩をおろしたころから、是非ユタのことを知りたいとおもっていた。さまざまな職種のY病院職員に問いかけてみたが、首を横にふって沈黙する。数カ月経って信頼関係がついたころ、ようやくスタッフから話が聞けるようになった。以下に家族がユタによってよくなった事例、自らの位牌継承の間違いをユタに教えられた事例を記す。いずれもY病院看護師の話である。

【事例1】

じつは毎年1回、ユタに行く。10数年前、当時中学生の娘が生理不順になり、本島中の医者をたずねたが治らなかった。がっかりして八重山に帰ってきたとき、姉から「信じる、信じないは別にして、ユタに相談してみなさい」と勧められた。

ユタに行って、指示された数カ所の拝所を回った。すると娘の生理不順がピタリと止まり、よくなった。これ以後、ユタを信じるようになった、とやや恥ずかしそうに話していた。

この看護師は、八重山の某医師が自分のところで病気がわからないとき、患者に「ユタへ行きなさい」と話すのを、聞いたという。

【事例2】

最近、孫が発熱した。わたしにも、頭がかぶさった感じや物事がピンとこない症状があり、家庭内もごたごたしていた。これまで信じて

いなかったが、思い切ってユタに行った。

そこは午前中のみで、15人ぐらいがきていた。シラセ代（ユタ料）は1人1000円ぐらい。線香の煙のゆれをみながら、「あんたの後ろに、やせ細った50歳ぐらいの人が憑いているね。誰ね……」と言う。1年前、旅先（那覇）で主人を肝臓がんで亡くしている。

「あんたのうちに、□□か△△とかいう名前の人がいるね」と問いかけるので、「いない」と答えた。家に帰ってよくよく考えると、兄嫁の名前だった。「あんたの母は、〇〇だね」（これは正答）。「あんたの主人が位牌のことを心配している。旅先で死んでなにもやらなかった……。もしなにもやらないと、あんただけではなく、子供や孫にも悪いことがふりかかる」と言った。

主人は次男ゆえ、わたしの家に養子にはいった。ユタは、本家長男はじつは本筋ではなく、主人が長男として家系を継ぐべきことを匂わせた。このことを親戚一同に話し、主人の位牌を正式に長男として供養した。それから、孫の発熱や、わたしの離人症状など、我が家のもろもろのことがよくなった。

まとめとして

ユクイに参加していると、「部落民全員をとおして部落の神に、その家庭は守られ支えられている」という地域共同体意識がひしひしと肌につたわる。一方、ユタでよくなった話を聞いていると、「医者でだめなら、ユタへ行けばよい」という、「医者半分ユタ半分」の安心感もある。

これらの背後にひかえているのが御嶽である。冒頭でのべた波照間島のひとつの御嶽に、造営物はなにもなかった。

「なにもない」ということはおそらく、祖先霊や森羅万象に精霊をみとめる、アニミズムがあってのことである。「なにもない」のではなく、自然の岩や石、樹木があり、それはその場所が、人間のみならず万物の精霊へつらなる入り口だからであろう。芸術家の岡本[121]は、沖縄を初訪問したとき、この「なにもない」御嶽に、深く感動している。

とはいっても、別の御嶽では、石垣や祠、敷地が区画され、鳥居や広場ができるなど、すでに人の手が入りこんでいた。これはアニミズムが廃れつつある例証ともいえる。

村落の御嶽祭祀にツカサが司式していた公(おおやけ)としての災難予防は、気象学や農学、土木工学、医学にとって替わった。ただし、私(わたくし)としての個人の不安や病気は、現代の科学をもってしても払拭(ふっしょく)されず、ユタの判定にたよりたい理由になっている。八重山の人びとの生活基盤には、祖先崇拝シャーマニズムが脈々と続いているのである。

第7章　八重山精神科医療の揺籃

1　エイマ心の病

はじめに

　八重山群島（方言でエイマ）に精神科医がはじめて来島したのは、昭和39年のことである。その2年後に、精神障害者実態調査が実施され、八重山における精神病者の状況[122]が公に浮びあがってきた。

　昭和42年、宮古島にある県立病院に、先島諸島では最初の精神科病棟[123]が開設された。機を同じくして、県立宮古病院を拠点にした八重山巡回診療がスタートした。そのころは3週に1回程度の巡回診療であった。昭和44年にはいると県立八重山病院（Y病院）に精神科外来がはじまり、ここに、八重山における現代精神科医療の導入が正式に実現したといえる。

　しかし、常勤の精神科医は不在で、3～6カ月交代の本土派遣医によって維持され、精神科を担当する職員も八重山保健所精神保健係のみという心細い状況であった。

　他方、八重山各島々を巡回診療するにつれ、精神障害者の私宅監置や放置など悲惨な現状[124～127]が明らかになってきた。これらの患者は濃厚な治療が必要とされ、少数の人びとは県立宮古病院や本島の病院を紹介され、入院した。大部分の人びとは家庭的経済的事情から、巡回診療のみにたよらざるをえなかった。

精神科病棟開設の気運

このような現状のもとで、Y病院にも精神科病棟開設を、という声が派遣医のなかから湧きおこってきた。このうごきの詳細は6章1に詳述したが、当時の精神神経学会沖縄精神科医療委員会[108,128,129]でも論議された。昭和45年、精神科病棟がようやく竣工したが、開棟は看護職員不足のため3年後の昭和48年まで延期された。なにはともあれ、Y病院に精神科病棟が設置されたということで、八重山に現代精神科医療の足場が確立したといえる。

昭和49年2月、常勤医1人が赴任し、派遣医1人看護職員15人計17人のスタッフで精神科診療が活発におこなわれるようになった。開棟時、派遣医によって熱っぽく論じられた地域医療活動[130,131]は、在宅訪問、離島巡回診療として日常化し、精神科も他の総合病院とかわらない一診療科として機能するようになっている。

昭和49年当時、都精神研に所属し派遣医としてY病院に勤務していた私は、研究目標の「沖縄県八重山群島のトランスカルチュラル精神医学」を実行すべく、調査を開始した。これには、昭和49年9月30日当時Y病院精神科に保管されている診療録を手がかりにした。

なお、この調査からえられた分析は、次節および8・9章の下地になっている。

精神障害者実態調査

前述したように、昭和42年から県立宮古病院精神科の精神科医による、八重山巡回診療がはじまっている。おそらく、Y病院精神科の診療録は昭和42年から作成されているとおもわれる。昭和49年9月30日調査時の診療録通し番号は、916番である。

そして、トランスカルチュラル精神医学の観点から、地域文化と精神疾患の関連をみるため、調査対象を、統合失調症、感情障害、神経症などの機能性精神疾患と、薬物依存に限定した。それらの基準で抽出された診療

録総数は、451である。

調査方法は、診療録に記載されている上記疾患名を調査用紙に記入し、その不足の項目を、入院と通院はY病院精神科スタッフ（医師もふくむ）、巡回診療と調査時点で受診していないものは八重山保健所（以下Y保健所と略）保健師などの訪問面接で、補充した。

調査用紙の項目は17である。氏名、診療録通し番号、生年月日、性別、同胞数および順位、現住所、出生・生育地、学歴・成績、仕事、生活史上の問題、性格、信心、発病年齢と発病年、発病地、発病契機、発病時症状と経過、昭和49年前後の状態像。

調査は個人情報保護のため、調査用紙のとりあつかいと統計処理は慎重におこない、症例として呈示する場合も個人が特定できないように配慮した。

結果の概要

Y病院精神科スタッフで調査した患者は、入院26人通院57人の合計83人である。入院は八重山群島全域、通院は石垣市のみであった。各離島はこれまでのべたように巡回診療にたよっている。

Y保健所で調査した合計は368人であるが、不明その他が193人いる。不明その他には、調査してもまったく消息不明のもの、訪問拒否や転出などもいれた。したがって同保健所管内で詳しく判明したものは、離島巡回診療患者の49人（竹富町31および与那国町18）と、Y病院精神科受診がとぎれ調査時訪問面接で病状や生活状況を聞き取ることのできた石垣市全域123人の、計172人である。

これらから、検討対象者は83人に172人を加えた255人となる。性別は、男性154人、女性101人である。抽出診療録総数451人の56.5％となり、調査有効率約6割であった。

八重山群島は地図（図7-1）に示すように、沖縄本島の南西に位置し、大小19の島々がある。海に囲まれた広大な地域であるが、Y病院の診療圏を地図内A〜Kの11にわけた。各11診療圏別の人口をつぎに記すが、

数字は昭和48年7月31日当時[132]である。その後1年、社会状況などに大きな変動はなく、昭和49年9月の人口と略同じと考えた。

＜石垣島＞
- A．新川　　　…6,877人
- B．石垣　　　…5,092人
- C．大川　　　…4,167人
- D．登野城　　…10,154人

　A～Dまでを石垣市では通称四ケ（しか）（人口26,290人）といい、八重山群島全体の市街地にあたる。1600年代からの歴史[72]をもち、由緒ある町並みをつくっている。

- E．平得～平野　…7,661人

　石垣島の太平洋側。

図7-1　沖縄県と八重山群島

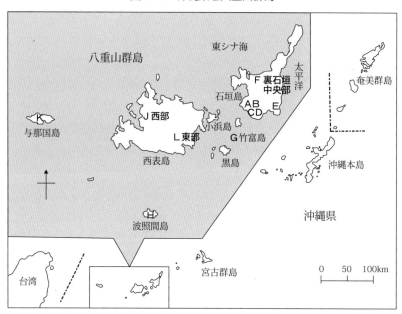

第7章　八重山精神科医療の揺籃

　F．崎枝〜野底　…2,627人
　　　石垣島の裏側で東シナ海に接する地域（裏石垣という）と中央部（名蔵、三和など）。EとFで人口10,288人。宮古島、沖縄本島、八重山各離島からの移住者が多い。A〜Fが行政単位としての石垣市（人口総数36,578人）となる。

＜その他離島＞
　G．竹富島・黒島・小浜島・新城島
　　　　　　　　　…1,165人
　H．波照間島　…947人
　L．西表島東部　…696人
　J．西表島西部　…977人
　　　西表島が東西2つの地域にわかれているのは、一周できる陸路がなく、船で往来するためである。G〜Jで行政単位の竹富町（人口3,785人）となり、町役場は石垣市大川にある。
　K．与那国島　…3,099人
　　　日本の最南西端に位置し、この一島で行政単位与那国町となっている。

　八重山群島の総人口は昭和48年7月31日当時43,462人で、そのうち84.2％が石垣市（A〜F）、ことに四ケ（A〜D 60.4％）に集中している。それ以外の離島は竹富町8.7％、与那国町7.1％である。
　調査有効率を地域別にみる。A〜Fの石垣市は、抽出した診療録379人に対して不明その他をのぞいた対象者は202人（Y病院79＋Y保健所123）となり、有効率53.3％である。それに比べてG〜J竹富町は、抽出診療録50人に対し不明その他15人をのぞいた対象者35人（Y病院4＋保健所31）、有効率70.0％になる。同じく与那国町は、抽出診療録22人に対し不明その他4人をのぞいた対象者は18人で、有効率81.8％にあがる。
　全体の調査有効率が約6割であると指摘したが、これは石垣市の低さといえる。おそらく都市部ほど精神科医療から離れてしまう人が多いのだろう。離島の竹富町や与那国町の有効率が高いのは、人口の少ないことも相

153

まって、駐在保健師が精神障害者ならびに精神科患者をほぼ熟知しているためである。

約1年弱の滞在で私は、波照間島、竹富島、新城島、西表島東部と西部、与那国島の巡回診療をおこなった。裏石垣Fには、Y保健所保健師の家庭訪問時、何回か同行した。

疾患の地域分布

対象者255人について、居住地域と疾患、その症状にしぼって検討したい。それが表7-1である。まず疾患の割合をみると、統合失調症など55.2％、神経症など22.0％、感情障害16.5％、薬物依存6.3％である。

表7-1　地域と疾患　　　　　　　　　　　　　　　　　　　　（人）

地域		統合失調症など				感情障害			神経症など			薬物依存			総計
		慢性		一過性	合計	うつ状態	躁状態	合計	不安恐怖強迫	身体表現その他	合計	アルコール	その他	合計	
		陽性症状	陰性症状	幻覚妄想											
石垣市	A	12	7	4	23	3	0	3	7	6	13	2	0	2	40
	B	2	6	0	8	3	1	4	2	3	5	0	0	0	17
	C	7	5	0	12	2	0	2	2	3	5	1	0	1	20
	D	9	14	0	23	11	1	12	3	7	10	4	1	5	50
	E	13	7	3	23	6	1	7	6	7	13	2	0	2	46
	F	5	4	3	12	3	5	8	4	0	4	5	0	5	29
竹富町	G	1	3	1	5	0	0	0	0	1	1	0	0	0	6
	H	2	3	4	9	1	0	1	0	3	3	0	0	0	13
	L	1	0	4	5	0	1	1	0	1	1	0	0	0	7
	J	2	1	4	7	2	0	2	0	0	0	0	0	0	9
与那国町	K	6	2	6	14	1	1	2	1	0	1	1	0	1	18
合計		60	52	29		32	10		25	31		15	1		255
		141（55.2％）				42（16.5）			56（22.0）			16（6.3）			

地域別分布は表 7-1 の総計から、石垣市 79.2％うち四ケ（A～D）49.8％、竹富町 13.7％、与那国町 7.1％である。調査有効率が低いにもかかわらず石垣市が多いのは、背景人口と Y 病院に通院できる範囲の地域といえるからである。各離島は Y 病院まで 1～3 日の日数がかかり、巡回診療を待つしかない。ちなみに Y 病院と Y 保健所は、地図の D 右隣に位置している。

　疾患と症状の内容について、ひと言のべる。疾患名を「統合失調症など」としたが、統合失調症（F20）にあてはまる症状は「陽性症状か陰性症状」であり、一過性の「幻覚妄想」には急性一過性精神病性障害（F23）のほかトランスおよび憑依障害（F44.3）などもある。病像そのものは一過性であっても、何回もくり返す患者がいる。

　「神経症など」の「不安・恐怖・強迫」は典型的な神経症性障害（F40～42）であるが、「身体表現その他」には、身体表現性障害（F45）のみならず摂食障害や不眠症（F50～51）もいれた。

　さて、統合失調症の地域分布をみると、地域 D の陰性症状が注目に値する。これは D に、感情障害のうつ状態が四ケのなかできわめて高いこと、と対応しているだろう。離島の G は慢性が主であり、H と K は慢性や一過性が拮抗し、西表島の L と J は一過性が目につく。

　感情障害では、D と太平洋側部落 E にうつ状態がみられ、竹富町や与那国町はほとんどない。躁状態は東シナ海に面した裏石垣 F に異色である。この F はアルコール障害でも他の地域より多く、移住者の葛藤が隠されているのだろうか。

　神経症などは、都市部の石垣市に片寄り、離島の G～K はまれにしかない。薬物依存では裏石垣 F と登野城 D が目立つ以外、離島は皆無にちかい。

　これらから、統合失調症などは八重山群島全域に分布しているものの、感情障害や神経症、薬物依存は石垣市にあつまり、離島は問題にならないほど少なかった。竹富町や与那国町の離島では感情障害や神経症、薬物依存が、そもそも発病しないのか、発病しても精神科受診という動機が生じないのか、が考えられる。

　あるいは、調査有効率とも関連しているかもしれない。都市部に感情障

害や神経症などがみられることは、治療によって治癒すれば医療終了になり、地域住民にとって、この程度の症状で精神科通院を続けることも憚られるであろう。それが石垣市の有効率を下げている要因にもなる。

石垣島に比べて各離島の調査有効率が高いことは、事例化しやすい統合失調症などを、駐在保健師が日常的に家庭訪問などで支援し、Y病院の巡回診療も定期的におこなわれているゆえである。

個人の閾値をこえたストレスのもとでは、統合失調症などが地域にかかわりなく誰でも発病しうるし、事例化して精神科受診へ結びついている。トランス（超）カルチュラル（文化）的に統合失調症をみると、地域文化の差異にかかわらず、文化を超えて普遍的[133]に発生する「文化超越症候群」とおもわれる。

これとは異なって、感情障害や神経症などは石垣市が、沖縄本島や日本本土の都会と同じく、都市文化共通に発病しやすくなっている。感情障害や神経症などは、「（都市型）文化結合症候群」と名づけられないだろうか。

まとめとして

地域を細かくわけると例数が分散し、疫学的資料として厳密な考察には耐えかねる。だが調査結果は、昭和42年から昭和49年9月に至るまでのY病院精神科診療録で把握できる、八重山群島全体の心の病のある傾向を示している、と考えたい。

すなわち、八重山群島（エイマ）の心を病む人の姿が、精神医学体系に吸いあげられたのである。6章2の事例に、「ユタのアドバイスでよくなった離人症状をともなう神経症」をとりあげたが、いずれ精神科医療のなかに組みこまれる可能性があるだろう。

2 テダば かめ舞いちけ

はじめに

鷲ぬ鳥節[134]
　ショングワヂヌ　シトムデ
　グワンニチヌ　アサパナ
　アガルカイ　トビチケ
　テダバ　カメマイチケ

　前節の「エイマ心の病」で、八重山群島11診療圏における各疾患の割合をみた。本節では、調査対象255人中141人の約5割をしめる統合失調症と、他の疾患の発病地および発病契機を比較した。また、文化的側面が関与しているとおもわれる、信心や幻覚妄想の内容についても言及する。

疾患の発病地

　第一に、発病地を検討する（表7-2）。実数の括弧内は男女別人数である。割合は各疾患合計に対するものである。地元内とは、生まれ育ちの地元、離島の人は離島で、石垣島の人は石垣島で発病したことをいう。地元外とは、離島で育った人が石垣島で、石垣島で育った人が離島で、ないしは八重山群島で育った人が沖縄本島や日本本土で発病したことを示している。
　男女別でみると、地元内・外にかかわらず、統合失調症と薬物依存では男性が圧倒的に多いが、感情障害と神経症では男女ともほぼ同数である。
　疾患別の地元内発病をみると、他の疾患（感情障害、神経症、薬物依存）が7～9割をしめているのに対して、統合失調症などは6割弱である。
　地元外発病をみると、他の疾患が1～2割弱であるのに、統合失調症は

3割もある。

地元内・外発病の症例を以下に示す。記載する症例の年齢は、私がはじめて出会った時点である。

【症例1　YR】24歳　男性　統合失調症

　生活史と家族歴　石垣島で生まれ育つ。2歳のとき、実父が他の女性と蒸発。実母は生活のため多忙で、本人は祖母に養育される。性格は真面目で几帳面だが、気は小さい。信仰は不詳。

　小中学校とも成績優秀で、高校では生徒会副会長までなった。ただそのころ、家庭で嫌なことがあり、また学校でもショックを受け、成績は徐々にさがった。高卒後定職をもたず、石垣市内十数の職場を転々とする。石垣島の外へ一歩も出たことはない。

　発病と経過　発病は高校でショックを受けた時期のようだが、はっきり気づかれたのは昭和45年の20歳頃である。不眠が続き、独語、

表7-2　疾患の発病地　　　　　　　　　　　　　　　　〈人（男／女）〉

疾患　　　　　発病地	統合失調症など			感情障害		神経症など		薬物依存	
	慢性		一過性	うつ状態	躁状態	不安恐怖強迫	身体表現他	アルコール	その他
	陽性	陰性	幻覚他						
地元内	38	27	24	25	6	24	26	13	0
	89 (55／34) 63.1%			31 (13／18) 73.8%		50 (25／25) 89.3%		13 (13／0) 81.2%	
地元外	18	23	5	6	4	1	3	2	1
	46 (32／14) 32.6%			10 (6／4) 23.8%		4 (2／2) 7.1%		3 (3／0) 18.8%	
不詳	4	2	0	1	0	0	2	0	0
	6 (5／1) 4.3%			1 (0／1) 2.4%		2 (0／2) 3.6%		0 (0／0) 0%	
合計	60	52	29	32	10	25	31	15	1
	141 (92／49)			42 (19／23)		56 (27／29)		16 (16／0)	

空笑がはじまる。鼻からあごにかけて髭をはやし、髪をオールバックにした風体である。医師が問いかけると「電波を通して、天の声が聞こえる。明智王国の使いで、地球政治を司るためにきた」と、誇大妄想をにやにや笑いながら話す。

小説を書いているが極細字で読めず、虫眼鏡で見ると支離滅裂の内容である。「宇宙船をもって開発をすすめている。金は銀行がだしてくれる。小説家として世間でみとめられた」と言う。

昭和49年10月、Y病院入院中に診察したが、上記の症状が持続しており、一人にすると布団をかぶって臥床している、自閉的な病棟生活である。

この症例は、はっきりした発病時期がわからず、家族に気づかれたときは、すでに誇大妄想、幻声、支離滅裂、無為、自閉的であった。

【症例2　BI】24歳　女性　統合失調症

生活史　　石垣島出身。おとなしく気は小さい。信仰は不詳。中卒後那覇でデパート店員を2年したあと帰郷し、農業を手伝う。22歳で上京し、町工場に住み込む。

発病の契機　　発病は、在京2年目の昭和49年である。同年2月のある日、ボーイフレンド（同郷の幼なじみ）が酔った状態で、寮に電話をかけてきた。電話をとった寮長は、相手が酔っ払っているので本人には取りつがず、BIを呼びだし問いつめた。

その後の経過　　いつとはなく、周囲の人が悪口を言っているように感じた。書類を届けようとしても別の車がきたり、自分と同じ和服を着た女性がテレビに出たり、町を歩いてもまわりの人が自分を監視していた。襲われそうになって交番に飛びこんだ。

翌3月、父が迎えにきて八重山に帰ったが、乗り継ぎの那覇空港で暴力団がちらついた。石垣島到着後Y病院を受診したが、すぐ中断。

母は心配してユタに連れて行き、そこで「この子はカミダーリだ」と指摘された。それまで続いていたBIの不眠が消え、その夜熟睡した。

母は「さすがユタだ」と感心したが、つぎの日になると元の木阿弥で、同じ状態になった。

その年の11月、再診したときに診察した。「京都が見える。TVからどんどん景色が出てくる。外に誰かいる、戸にカギをして」と叫ぶ。困惑や軽い意識変容をともなう夢幻様状態もあり、1カ月入院した。昭和51年7月当時、医療中断し自宅にいたが、幻声は続いていた。

本土東京で住み込み就職していたとき、酔ったボーイフレンドのことで寮長に詰問されて発病。妄想気分、被害・追跡妄想、幻視、夢幻様状態になる。医療中断した2年後も、幻声は持続し、無為に過ごしていた。

発病契機と信心

第二に、発病契機を対外的問題と身内の問題にわけ、表7-3に示した。

表7-3 発病契機

〈人(男/女)〉

	統合失調症など			感情障害		神経症など		薬物依存	
	慢性		一過性	うつ状態	躁状態	不安恐怖強迫	身体表現他	アルコール	その他
	陽性	陰性	幻覚他						
対外	20	30	14	14	6	12	11	6	1
	64 (46/18) 45.4%			20 (11/9) 47.6%		23 (13/10) 41.1%		7 (7/0) 43.7%	
身内	27	13	15	16	4	11	14	8	0
	55 (32/23) 39.0%			20 (8/12) 47.6%		25 (10/15) 44.6%		8 (8/0) 50.0%	
不詳	13	9	0	2	0	2	6	1	0
	22 (14/8) 15.6%			2 (0/2) 4.8%		8 (4/4) 14.3%		1 (1/0) 6.3%	
合計	60	52	29	32	10	25	31	15	1
	141 (92/49)			42 (19/23)		56 (27/29)		16 (16/0)	

各疾患とも4〜5割の範囲におさまり、大差はなかった。

性別に目をむけると、統合失調症などでは対外的問題が男性に多く、それに比べて感情障害や神経症などは身内の問題で女性がやや高い。

対外的問題とは、身内以外のさまざまなエピソードで、つぎのような例がある。毒魚（アバ）に刺される。秘儀アカマタ・クロマタを盗み見て、なぐられる。政党支持の板挟み。大学進学で悩む。アルバイトが忙しい。本土就職で淋しい。失恋する。交通事故の後始末がこじれる。引っ越しのとき方位を間違える、などである。

身内の問題には、家族、親族、自分自身の病苦や不幸、生活苦、家庭不和などで、以下の具体例がある。

若いころに両親と同胞2人が死去し、加えて終戦直後2人の子供をマラリアで死なせてしまう。虫垂炎が悪化し、回復に1年かかる。借金して新式の漁船を造ったが、漁がうまくいかず、生活苦になる。妻に逃げられ、二番目の妻も逃げた。自宅が火事になり、同年に3男も交通事故死。裏石垣に移住したが農業うまくいかず、生活困難。台風と干ばつにあい、7人の子をかかえ生活苦になる、などである。

発病契機のはっきりしている症例を記す。

【症例3　LH】27歳　女性　急性一過性精神病性障害

生活史と家族歴　石垣島で生まれ育つ。宗教は家族全員がカトリック。3人同胞の娘一人で甘やかされたが、はきはきした性格をもつ。兄は早逝。地元高校を卒業後、那覇で保母の資格をとり、保育園に勤務。実家は銭湯。

昼は保母の仕事、夜は病気がちの弟の看病で忙しかった。実家の経営がきびしくて送金できず、弟の入院費をLHが工面し、自身の生活も苦しくなった。

発病の契機　熱心な信者で、日曜ミサには欠かさず参列していた。昭和47年頃、彼女に洗礼を授け尊敬していた神父が、司祭職を辞めて結婚し、ショックを受けた。

病状と経過　同年9月、「飛行場に行きなさい」と聞こえてきた。

天皇陛下になったような、怒ったキリストの声であった。デモ隊も励ましてくれたので、米軍基地に入り車を止めたら、警察に保護された。現実の風景や人物が変わってしまい、天国へのぼる夢のなかを歩いていた。

那覇の精神科病院に3カ月入院。帰郷したあと、昭和48年1月からY病院に通院。同年7月、「自分で保育園を経営する。死んだ兄が命令する」と訴えるため、Y病院に1カ月入院となった。

このころ母がユタを買った。母も熱心なカトリック信者であったが、やむにやまれず相談したらしい。これに気がついた信心深い父に叱責され、すぐやめている。

昭和50年3月、本人を診察したが、異常体験は消えており、自然な応対であった。翌51年結婚した。昭和55年3月にも再会したが、精神症状なく、ほぼ平常に戻っていた。

生活苦と尊敬していた神父の結婚というショック体験が重なり発病。幻声、誇大的高揚感、夢幻様状態が出現。経過は3年で、正常に復した。

第三に、信心についても疾患特性があるかを比較したが、統合失調症と他の疾患との差異はみられなかった。総数255人のうち、祖先崇拝と答えたもの19.4%、創価学会8.5%、キリスト教7.0%、生長の家・仏教・天理教が2〜4%、不詳が55.8%であった。

幻覚妄想の内容

第四に、統合失調症などに主としてみられる幻覚妄想の内容をみた（表7-4）。この幻覚妄想は、統合失調症などが大部分であったが、感情障害、薬物依存、神経症などにも少数ながらみられた。症例によっては、統合失調症と確定診断がついても、幻視や夢幻様状態が出現しているものもあった。

妄想、幻声、幻視の内容は多種多様で、人物、祖先、想像物、動物、自然・天体、事象に分けた。ヘビが飛ぶ、赤馬と白馬が走ってきた、白い十字架

表7-4　幻覚妄想の内容

	妄　想	幻　声	幻　視
人物	海軍中将・大将・ベトナム戦争をはじめた 皇太子妃 天皇陛下	特定（A教・やくざ・刑事・頭領・キリスト） 不特定（人がこそこそ・沢山の人）	月形竜之介と舟木一夫がコップに張った水面に
祖先		うがんのカミ バアさんの声 亡夫・亡父 祖先の声	白骨入り棺桶 白銀堂のカミ
想像物	悪魔の子孫 わたしはカミ 仙人 超能力 テレパシー 空体	バケモノ・マモノ・オバケ キジムナー ミルクはキリストの聖霊 悪霊	ユウレイ・マボロシ 世（ユ）のカミ タマシイ・マブイ 竜宮のカミ 黒いもの
動物	イノシシ	ブタのカミ ハエ	ヘビ トラの絵 獅子 オオカミ 白馬・赤馬
自然・天体	地球を動かす 月のカミ 宇宙人	月からきた 水のカミ 宇宙と交流	赤玉・青玉 絶壁
事象	食事に毒物 千葉の探知機 盗聴器 有線から電波		ＴＶ画面 京都・網走 白い十字架

が飛びだしたなど、動きのみられる動体幻視というべき症状もあった。また、千葉の探知機、京都や網走が見えるなど、域外幻覚もある。
　ここに特徴的な幻覚妄想を呈した1例をのべる。

【症例4　ＧＴ】　48歳　男性　統合失調症

　生活史　西表島西部で生まれ育つ。高等小卒後、家業の農業を手伝う。大工見習い、郵便局の仕事もした。性格は社交的。24歳で石垣市に移り、船大工の仕事をおぼえた。信仰は不詳。

　28歳で結婚し、クリ船造船をはじめた。5〜6年は安定していたが、徐々に仕事が減り、昭和40年春には資金繰りに悩み、生活が困難になった。

　発病と経過　同年6月の某日、突然行方不明になる。親戚や友人らで探したがわからず、2日目にラジオを鳴らしながらふらふらと帰宅。「目の前に絶壁があり、雲があって帰れなかった」とぽつりと言い、そのまま2カ月間ぼんやり座り続けた。

　3カ月目に応答があり、「空に光が射してヘビが飛び、トラの絵が写った。自宅の天井に装置があり、外から電波がかかった。悪霊だ。誰かが自分を殺そうとしている」と、ようやく話しだした。

　同年9月より7カ月間那覇の精神科病院に入院。昭和42年になると、「自分の見たものが目の前にあらわれる。声も聞こえる」と訴える。

　昭和45年、「脳自体がものを言う。自分で考えないのに声になる。脳と自分が話をする。命令されることもあるが、反抗している。自分が話しかけると相手も話す。相手も自分だ」と言い、二重人格になってしまったと嘆く。

　4年後の昭和49年7月も持続。昭和51年7月には、「獅子舞の獅子が眼前に見えた」とも言う。このころ、診察しているが、Y病院は通院のみである。

　生活苦に耐えられず、2日間の失踪があり、動体幻視、夢幻様状態、被影響妄想、考想化声にちかい幻声（自己像幻声？）が持続。

疾患からみた八重山文化

　以上をよりどころにして、若干の考察をしたい。

まず、発病地をとりあげる。この項目をいれたのは空間移動という状況がトランスカルチュラル精神医学的に、文化的背景を抜きにしては考えられないからである。

地元内、地元外発病を検討するとき、なにをその人の地元、その人の地元外といったらよいであろうか。生育地を出立したところでの発病を地元外と単純に設定してよいか疑問がのこるが、ここではその基準にしたがった。

すると、統合失調症の3割は地元外であり、その他の疾患の1～2割に比較して、1割アップしていた。これは地元内と地元外文化の落差が心理的ストレス耐性閾値を低め、発病契機は類似していても、より重い統合失調症を発病させてしまうこと、が考えられる。つまり、病状が重いゆえに郷里に戻らざるをえず、地元の医療機関で治療を受けるため、今回の調査において他の疾患より多くなっている、ともいえる。

発病地と性差をみる。統合失調症は地元内・外にかかわらず男性に多い。薬物依存は男性のみであるが、八重山の飲酒文化が男性優位のためであろうか。他の疾患、感情障害と神経症などは地元内・外にかかわらず、男女差はない。

滞在中職場の印象として、八重山的男性は、優しく鷹揚でおっとりしていた。女性は、エネルギッシュ、頼もしさ、生活力の旺盛さがあった。これらの生き方と関連するだろう。

つぎに、発病契機の分析にはいる。これを対外的問題と身内の問題に大きくまとめたのは、後者がより深刻ではないかと仮定したためである。なぜなら、八重山の社会にあって身内は一族郎党をふくみ、結束がかたく、先祖までつながっているからである。

だが表7-3の数値には、対外的問題と身内の問題に区分した意味が、あまり見出せなかった。個人の心理的ストレス耐性閾値は、どのような要因によってもさまざまな精神疾患を発病しうる。当然、対外的問題と身内の問題が混在している例も多々あった。

しいて男女差にしぼってみると、統合失調症では対外的問題が男性に、感情障害や神経症などは身内の問題が女性に多くなっている。これは対社

会的活動が男性に、対家庭的な面が女性に役割をあたえられているためといえる。発病契機によると、八重山ではまだまだ女性の社会参加が少ないのだろう。

さらに、信心についてみよう。祖先崇拝がもっとも多いことは予想されたことである。ただ、不詳が約6割にのぼったのはなぜだろう。信仰について、教祖がはっきりして組織があり、定期的な集会や礼拝をおこなっている、創価学会、キリスト教、生長の家、天理教は、的確に調査時答えられる。

そもそも祖先崇拝とは宗教といえるだろうか。八重山の住民にとってそれは、生活の一部として空気のような自然な感情ではないだろうか。家庭や部落での年間行事や儀式は、当たり前のこととして執りおこなっている。それをいちいち信仰は、と問われても、答えに窮するのではないか。

このように、祖先崇拝を宗教とすることは、山折[135]の「感ずる宗教」とみなせば、堅苦しい調査に応じる必要はない。それが、不詳の多い最大の原因ではないだろうか。つまり不詳の大部分は、祖先崇拝の人びとであろう。

本項のおわりに、幻覚妄想（表7-4）について掘りさげると、みごとに八重山文化を反映した内容になっている。

人物や事象は現代文化ならびに都会文化にありうる、被害妄想や被害的幻声、誇大妄想、被影響妄想である。

それに対して、祖先、想像物、動物、自然・天体の内容は、八重山もしくは沖縄文化の特徴をそなえている。バケモノ・マモノ・ユウレイ・マボロシ・オバケ・悪霊・黒いものは、祖先の祟りとつながっている。

御嶽のカミ、白銀堂のカミ、世（ユ）のカミ、タマシイ・マブイ、竜宮のカミ、キジムナー、水のカミは、八重山および沖縄各地にみられる民俗的なものである。

御嶽のカミは村落をまもる鎮守の神[112]である。白銀堂[136,137]は沖縄本島糸満市にある信心深い拝所である。世（ユ）のカミは、水のカミと竜宮のカミを随行し、豊作をもたらす神[138]である。

キジムナーは木の精[137,139]として、沖縄の庶民に親しまれている妖怪で

ある。「ミルクは、キリストの聖霊」と写った幻視も、八重山群島豊年祭[140]のミルク（ミロク）行列で、布袋さまのふくよかな顔立ちに似せ、白い仮面をかぶった世（ユ）のカミである。

動物のうち、馬、イノシシ、ブタ、ヘビ、トラ、ハエは、沖縄民話[136,139]や伝説[137,141]にある。獅子は部落の行事[140]にあり、八重山の習俗に根づいている。

月のカミは水と、太陽は火のカミ[142]と関連[143]して論じられることが多いが、八重山文献で月のカミの記述はみつからなかった。診察した数例に、月のカミの話を聞いたことがある。

言葉をかえると、幻覚妄想の内容をみるかぎり、八重山の人びとの内に秘める無意識層はじつに豊穣（ほうじょう）である、と結論づけられる。そして、祖先の祟りを解いてもらおうとユタに相談するとともに、カミの見守りと救いをもとめている。八重山的心性には、次章でのべるように、人と自然と神のゆるやかな絆が、日常生活のなかに息づいている、といえよう。

まとめとして

本節のはじめに掲げた八重山民謡の鷲ぬ鳥節は、子鷲の巣立ちを賛美したものである。子鷲が太陽に向かって舞い飛んで行く姿は、八重山人の希望といえる。離島ゆえの苛酷な歴史や風土に翻弄されている八重山の人びとは、いずれはカミの神たる太陽を欣求（ごんぐ）してみずからを飛翔させ、一体となって幸せになりたいと願っており、それがニライカナイであろう。

旧Y病院真栄里の病院官舎に滞在していたとき、夜明け前、官舎を出て10分で行ける海岸を遊歩したことがある。乳白色の海霧がサンゴ礁をおおい、礁湖と外海をへだてる岩礁は隠され、海鳴りもかすかにしか伝わらない。ちょうど日の出の時刻で、瞬時に霧が淡いピンクの桜色に変化（へんげ）した。

そこへ、水平線上にしずしずと、うすくぼんやりした橙色の旭日が昇ってきた。のぼる太陽はやわらかく、輪郭が霧に融けこみ、慈光そのものであった。えも言われぬ神気ただよう夢幻郷にいた。白装束に身をつつむツ

カサが太陽(テダ)に向かって、敬虔な祈りを捧げている姿が浮かんだ。はっと我に返ると、陶然とした自分がいるだけであった。

　鷲ぬ鳥節（訳）
　　おめでたい新年のあけぼのに
　　元旦の朝まだき
　　東天をめざして
　　　　　　高く飛んで行った
　　太陽に向かって勢いよく
　　　　　　　舞って行った

第8章　精神科医療導入の両義性

1　フリムヌ17例治療5年の経過

はじめに

　前章においては、トランスカルチュラル精神医学的観点に立ち、昭和42年から昭和49年までの診療録を参考に、八重山精神科医療の揺籃期を横断的に考察した。

　本章では、Y病院精神科病棟開設後現代的治療をおこなった、慢性統合失調症17例5年間の具体的な経過を報告する。これは当時の精神科医療が、八重山の慢性精神病にどのような影響をあたえたか、期間は短いが縦断的側面からの検討である。治療の意義についても、八重山文化との関連でとらえてみたい。

　Y病院精神科病棟開設以来、種々の患者が入院した。私宅監置された人、放置されていた人、宮古病院や本島の病院から転院してきた人、新たに発病した人、再発した人などである。これらの人びとは入院治療により軽快退院した人もいるが、再入院した人、あるいは家庭の事情で中断し本島の病院へ転院した人もいる。

　そのような開設初期にあって、比較的密度の濃いかかわり方をした患者たちが、どのような変化をきたしているか、この報告でみたい。それは八重山に現代的精神科治療が積極的におこなわれるようになって7年を経過したいま、八重山になにをもたらしているか、を再考するためである。

対象と方法

　対象例は、昭和55年4月1日当時Y病院精神科入院患者23人のうち、昭和50年3月31日以前に発病し、統合失調症症状を呈している慢性精神病（八重山方言フリムヌ）17例である。これらの症例は5年間の診療録があり、常勤精神科医および精神科病棟職員によって一貫した治療的働きかけがおこなわれている。私は、昭和49年から55年の6年間のうち、通算約1年間派遣医として診療に従事し、これら17例の5年間の経過をほぼ把握している。

　17例の、性別、生年、発病年、罹病期間、継続医療を表8-1に示した。継続医療開始年とは、その年以後現代の精神科治療、すなわち薬物療法を主体にした精神科医療が継続的におこなわれ、現在に至っている起点年である。それ以前に精神科的診療を受けても、断続的で中断のあるものは継続医療とみなさない。

　なお、表8-1の各項目計算式は表8-2にあげた。

　17人のうち、男性は7人、女性は10人である。年齢構成は60代2人、50代3人、40代5人、30代7人になっており、大正中頃から昭和25年までに出生した人たちである。発病年齢は、10代前半1人その後半5人、20代前半9人その後半2人であり、統合失調症の発病時期に一致している。

　罹病期間は、症例1の42年を最長に、3人が31年から33年、6人が20年から29年、7人が10年から19年で、全例が10年以上の長期になっている。

　各症例の継続医療開始以前の、処遇や医療開始の方法も調べた。加えるに、継続医療が発病何年目に開始され、どれくらい継続しているかをみて、それを5年間の変化と相関させ、図8-1に載せた。

　17例について、昭和50年3月から昭和55年4月まで5年間の治療的かかわりによる変化を、良好、無効、悪化、の3つに便宜上区分した。この区分は、疾患の転帰ではなく、患者の日常生活全体の善し悪しを意味している。病像変化はもちろんのこと、言語的疎通性、感情的交流、生活態度や社会性をふくめ、病棟職員の討論によってきめた。

第8章 精神科医療導入の両義性

表8-1 症例一覧

症例番号	性別	生年	発病年	罹病期間	継続医療 開始年	継続医療 発病n年目	継続医療 期間	継続医療率
1	男	大正7	昭和13	42年間	昭和45	32年目	10年	23.9%
2	女	8	22	33	42	20	13	39.4
3	女	昭和2	26	29	27	1	28	96.6
4	男	3	20	33	42	22	13	39.4
5	男	4	24	31	48	24	7	22.6
6	女	7	28	27	40	12	15	55.6
7	女	12	33	21	42	8	13	61.9
8	女	12	39	15	43	4	12	80.0
9	男	12	29	25	48	19	7	28.0
10	男	14	30	24	42	12	13	54.2
11	女	17	38	17	39	1	16	94.1
12	女	17	40	14	43	3	12	85.7
13	女	18	41	14	41	0	14	100.0
14	男	18	38	16	45	7	10	62.5
15	女	20	34	21	34	0	21	100.0
16	女	23	38	17	40	2	15	88.2
17	男	25	45	10	45	0	10	100.0

表8-2 継続医療率

> 罹病期間＝（昭和55年4月）－（発病年）
> 発病n年目開始＝（継続医療開始年）－（発病年）
> 継続医療期間＝（昭和55年4月）－（継続医療開始年）
> 継続医療率＝100×（継続医療期間）／（罹病期間）

表8-3 5年間の結果 （人）

	人数	症例番号
良好	5	⑤ ⑥ ⑧ ⑩ ⑯
無効	8	① ② ③ ④ ⑨ ⑪ ⑫ ⑮
悪化	4	⑦ ⑬ ⑭ ⑰

III 八重山の文化と精神病理

そのため、職員側からみて、あつかいやすく感情的交流ができるようになった例が良好と評価されたことも否定できない。5年間というかぎられた期間の評価であり、今後良好例が悪化し、悪化例が改善することもありうる。

良好とは、5年間に病像が改善され、残存症状があっても、日常生活全体に好転がみられた例である。たとえば、言語的に支離滅裂で言語崩壊は顕著だが、感情的疎通性、情感豊かになった例はここにふくめる。

無効とは、病像がほとんど変化しない人、良くなった面もあるが悪くなった面もある人たちで、全体的に改善とも悪化ともいえない例である。入院前、私宅監置されて膝関節拘縮と栄養不良があり、入院によってそれらが改善されたにもかかわらず、衝動性興奮が毎月出現する例は、ここにいれた。

悪化とは、主として病像が勢いを増し、日常生活にマイナスの影響を及ぼしている例である。

治療の結果は、表8-3に示すように、良好が5人、無効8人、悪化4人である。約半数に変化なく、1/4が改善し、1/4が悪化したといえる。各々の例の具体的病像や日常生活について、つぎにのべる。

症例の推移

良好な症例

症例5が昭和48年2月に抗精神病薬を投与され、治療を開始したのは発病24年目のことである。在宅当時、北側の小さな明かり窓しかない2畳の部屋に監置されていた。大・小便を直接床板にするので汚臭がひどく、本人は、体をまるめ膝を折って小刻みに震えながら、終日、無言のまま座っていた。その無言は、精神科医をして失語症を疑わせたほどであった。

入院時、膝関節が必要以上にまがり、歩行も不自然であった。ベッド臥床時、頭を何時間も浮かせたまま微動だにしない強硬症（カタレプシー）もあった。症例5に問診すると返答なく、紙をわたすと戦争体験を滅裂に書いていた。

昭和53年頃より、症状に改善がみとめられた。外泊から帰院時、「看護婦さん、これパインと黒糖のおみやげ」とにこにこ笑いながら汚れた下着を差しだした。周囲を爆笑させる、状況にあった感情表出ができるようになっている。

症例6は転院時、人前で平然と肛門自慰をおこない、下着は汚れたままであった。暗い表情でデイルームのソファに座り、黙々と自慰に耽けるか、ぼんやりと過ごすかで1日がおわっていた。

看護目標として、下着の汚れを自分で洗濯し、洗濯をすればお金をあたえることを本人に提案した。本人は、意欲が高まり、洗濯機を使うことを憶えた。お金でタバコやお菓子を買う喜びができ、肛門自慰が減少した。感情的交流ができるまでにはなっていないが、離島の実家に、単独外泊するまでになっている。6章1に呈示した症例JSである。

症例8は、5年前「シュダー、シュダー」と奇妙な感嘆詞を発しながら、誰彼かまわず悪口雑言し、誇大妄想を滅裂に語るのであった。2～3カ月入院すると症状は消失し、与那国の自宅に帰る。1カ月ぐらいで再発して、4、5回入院をくり返している。再発すると、錯乱興奮状態になって島中を徘徊する。

昭和55年2月の巡回訪問時も、再発したときであった。入院後、盛んに「わたしは首から上がショウダミチコよ。わたしはアメリカと日本の天皇よ」と言い、怒鳴りながら攻撃的にしゃべりまくる。これらの状態は1カ月ぐらいで軽快し、日焼けした顔に、自然な笑顔をみせるようになる。心から楽しく笑い、冗談を言って職員を笑わせる。感情豊かな対応は、いままでほとんどみられなかったものである。4章3の症例HKと同一である。

転院してきた症例10は、極端な強硬症が目立った。タバコに火をつけて一服しようとした瞬間、時間が停止したようにそのままの姿勢で硬直する。目は一点を凝視し、いくら働きかけてもまったく動かない。

このような状態になると、バルビツール系薬剤の静注をしなければ中断できなかった。頻回にわたるので静観したところ、この5年間で徐々に回数が減少し、強度も弱くなっている。6章1の症例FKである。

症例16も他院からきたが、転院時、不機嫌で怒声を発しながら徘徊し、誰彼かまわず飛びかかって、噛みつく衝動行為があった。一度は、無言で徘徊している男性患者の耳介を食いちぎったことがあり、不気味な雰囲気をただよわせていた。

それがこの5年間で、目をみはる変化が起こった。喜怒哀楽の感情が豊かに表現され、患者や職員の感情を心にくいまで読みとるようになった。治療者の心をなごませるほど、温かい、人間的ふれあいを感じさせるのである。彼女は、口をひらけば滅裂言語で、言葉での交流はできないが、日常生活は天真爛漫そのものといえる。

無効な症例

症例1は、未治療で32年間放置されていたが、他者への攻撃性や社会への逸脱は少なく、監置までは至らなかった。在宅訪問時、疎通性はまったくとれず、大便の始末が不良で、医療にのせることによって、日常生活の若干の改善を期待した。

入院当初、自宅での完全な引きこもりとは異なって、デイルームに出て黒板に大きな字を書き、治療者側を驚かせた。抗精神病薬の効果はほとんどみられず、副作用の口渇による水摂取量が極端になり、けいれん発作を誘発した。骨折も重なって、最近は自室にこもるようになっている。5章1に載せた症例NHのK兄である。

夫と離婚して数十年を経ているにもかかわらず、それを拒絶している症例2は、外泊するたびに弟夫婦とトラブルを起こしていたが、現在は平穏に過ごせるようになっている。

ところが、夫に守護されているという妄想は、強固になりつつある。夫と子供が腹のなかにいるので「暖めてやらなければ」と言い、毎日、中庭で太陽に向かい、両手をひろげ、お腹を突きだしている。日中は作業をすることなく、臥床していることが多い。

顔があうと愛想よくにこにこ笑う症例3は、症例1の妹である。ときおり物理的被影響体験を訴えるほか、日中ほとんどベッドで過ごし、この5年間あまり変化がみられない。兄の病室を訪れ、タバコの世話をするのも

相変わらずである。5章1症例NHのS姉である。

自らの意思表示をせず、他者のなすがままに受身的に動いている症例4が、外泊を自分一人でおこなえるようになったのは改善した面といえる。日常生活では、以前より臥床がちになり、全体的に良いとも悪いともいえない。

症例9の私宅監置にまつわる栄養不良、全身の不潔、膝関節拘縮、身辺整理の無関心などは、半年ぐらいで改善した。それ以外の精神症状は、入院後から一進一退をくり返している。平均して月2回、不眠、多動、衝動行為が出現し、相当多量に服用している抗精神病薬でも鎮静されない。

普段は頭から布団をかぶって寝ているが、デイルームに出てきて蛍光灯をはずし、テレビのコードを巻きつけるなど衒奇症がかったイタズラもある。注意すると、「やるか、包丁もってこい」と身がまえる。長い会話になると、滅裂言語になっていく。6章1の症例KDである。

ブラウスの上にシミーズ、そのまた上にオーバーを重ね着している症例11は、フロ場や他患のロッカーからあつめた石けん10個をハンドバッグに入れ、家に帰るという。子供らの洗濯に行くというが、すぐ迷いだす。「あれは自分の子ではない。帰るのやめた。夫となにかしているかもしれない。やっぱり帰ってみるか。いや、やめた。腹くそわるいから」。

とどまるところのないこの迷いは、徐々に興奮し、怒号と絶叫で周囲には理解できなくなってしまう。5年間、迷いの悪循環から抜けだせない。

症例12は、毎朝、目やにを沢山つけて看護室にくる。「お金ちょうだい。コーヒーちょうだい」と言う。彼女の日課がはじまったのである。ちょっと待つように話すが、無言で看護室に入り、戸棚に突進してコーヒーを飲もうとする。怒声と破衣の多かった彼女に、このような日常会話ができるようになったのはプラスの評価といえる。

機嫌のよいとき、自然にでていた唄と踊りが影をひそめ、寝ている日が多くなったことは、マイナス面である。糸のもつれをほぐす仕草、赤ん坊を抱く動作など、見えざる対象との対応は以前とかわりない。症例8の妹である。

体がまるまる肥っている症例15が、メソメソ泣きながら看護室に訴え

てくる。「空体がへんなところにいたずらするの」。ときにクスクス独り笑いしているので問いかけると、「空体がくすぐっておかしい」と言う。この体感幻覚は、訴えない時期も数カ月あったが、その後持続したままである。終日、だらだら過ごしていることも同じである。

悪化した症例

症例7の妄想世界への没入は、日常生活全体を支配するまでになった。おさげ髪のセーター姿で、遠い空のかなたに向かって、両手を合わせている。祈るような、問いかけるような黄色い声で、見えざる対象と対話している。背が高く、白い肌をした、青い目の大将と対話しているのである。その大将は、ときに3歳の男児であり、ボイラーマンであり、医師である。

問診すると、女性らしいはにかみをまじえながら、「先生ネ、おなかに子供がいてね、木と魚の子供よ。精子1億個で、もうすぐ出産するのよ」と微笑む。という間に、妄想の世界にはいり、陶酔感に浸っている。

5年前の彼女は、息子入学のため書類を役所に持って行ったり、授業参観したり、パイン作業所の仕事などが可能であった。昭和51年の悪化以来、妄想世界への没入が持続している。

赤い木のサンダルをはき、新しいスカートの裾をぎざぎざに切ってニューモードだと喜んでいる症例13は、同じ場所を徘徊しながら小声で独語している。楽しい電波がかかって、体をいたずらされると大声で笑うが、突然怒鳴ることもある。以前、結婚するといって無断離院し、バーに住み込んだこともあった。現在、社会的意欲は一切なく、独語と徘徊とごろ寝のくり返しで一日を過ごしている。

症例14の悪化は顕著なものがある。昭和50年頃は、柔和で、言葉は少ないが感情的接触は良好であり、受身的ながら仕事をしていた。昭和53年、サトウキビ刈りの手伝いで友人宅に泊ったあと、急激に再発した。悪化したまま現在まで続いている。

ひと言でいえば、極度の緊張病症状である。目を大きく見開き、口をすぼめ、急にニヤッと笑う。一点を見つめたままかと思うと、そばにコロコロ転がってきた卓球の玉をギュッと握りつぶす。歩いていても、突然止まっ

たその数十秒後、急に全力疾走で戸外へ飛び出す。食欲がなく、頬がこけ、肌がカサカサして、痩せてしまった。

　症例17は、日中から布団にもぐりこみ、下肢をゆすって、「ケッケッケッ、フッフッ」と、空笑している。毎度のことなので不気味さはうすれた。話しかけると、「カーテンが開いている。なぜ閉じていないのか。おかしい。ケッケッ」と笑う。急に真顔で、「先生、太陽はなぜ東に沈まないか」と問いかける。毎日、このような滅裂な妄想を訴え、横臥した生活を過ごしている。7章2の症例YRである。

継続医療以前の処遇と開始の方法

　ここで17例について、継続医療以前はどのように処遇されていたか、あるいは継続医療開始はどのような方法であったか、をとりあげる。発病と同時か4年以内に継続医療を開始した8例（症例3、8、11～13、15～17）はのぞいた。

　対象となる残り9例の継続医療以前の処遇は、未治療1例（症例1）、断続的治療8例である。断続的治療とは、あるときは入院し、あるときは通院したこともあるが、継続せず中断した例である。8例中、私宅監置6人（症例2、4～6、9、10）、非監置2人（症例7、14）である。

　未治療の症例1は、他者への攻撃性が少なく、5章1のNH弟家族の手厚い世話で、一緒に暮らしていた。昭和45年、精神科医が初めて自宅を訪問した。居間から目立たないようにカーテンで仕切られた1畳ぐらいの本人の部屋は、窓がないにもかかわらず異臭はなく、清潔であった。頭は坊主刈りで、小ざっぱりした寝巻きを着ていた。

　これとは対照的に、私宅監置されていた患者たちの状況は悲惨の一語につきる。その内容は6章1で詳述したので、ここでは省く。

　私宅監置の状況は、岡庭[126,127]や八重山精神医療小史[122]に詳しい。岡庭は、緊張病性昏迷の患者の顔から黒蝿の塊が飛びたったこと、廊下の隅に出入口のない大きな鉄製の籠を設置し鳥のようにしゃがみこんでいた患者のこと、を書いている。

放置された患者については、蜂谷[124]が報告している。浴衣に腰紐一つで石ころの道を裸足で歩いている躁状態の老婆、海岸の堤防で空に向かって罵声をあげている中年男性の統合失調症など、をみかけたという。

八重山では、いまでこそ私宅監置が皆無になったが、放置患者には2～3人遭遇することがある。

つぎに、17例の継続医療開始の方法をみると、入院と巡回診療に分けられた。入院によって開始した例は、昭和42年以前では本島精神科病院入院しかなく、6人（症例3、6、11、13、15、16）いた。昭和42年県立宮古病院精神科病棟開設のため、4人（症例2、4、7、10）が同病院に入院し、継続医療を開始している。昭和48年のY病院精神科病棟開設では、2人（症例5と9）である。入院による継続医療開始は、この5年間のかかわりと同じ、濃厚な現代的精神科治療がおこなわれていた。

巡回診療によって開始したものは、5人いる。昭和43年、県立宮古病院から出張した精神科医が八重山の各島々を巡回診療したが、それによって2人（症例8、12）の継続医療が開始された。Y病院に精神科外来が開設された翌昭和44年には、3人（症例1、14、17）が医療にのった。

ただ、巡回診療は3週間から3カ月間に1回の頻度であり、前述の入院に比較すれば、継続医療とはいうものの、現代的精神科治療にはほど遠いものであった。

このように、5年間のかかわり以前に、17症例は発病以来一定年数を経過し、ある時期から現代的精神科治療が継続的に実施されるようになった。それらによって、5年間のかかわりの起点年とした昭和50年時の疾患重症度も、規定されていると考えたい。

継続医療期間の内実

では、継続医療開始と期間の内容はいかなるものであっただろうか。各症例の現代精神科医療とのかかわりの大枠を、浮きぼりにしたい。本項では、5年間の治療的かかわり（＝濃厚な継続医療）が罹病期間ならびに継続医療期間全体に、どの程度の割合をしめているか、表8-1からとりあ

げる。

　第一に、罹病期間に対する5年間の治療的働きかけをみると、約1/8しかないのが症例1であり、1/5～1/7未満が7人（症例2～7、9）、1/3～1/5未満6人（症例8、10、11、14～16）、1/2～1/3未満3人（症例12、13、17）となっている。

　これらの割合は、かかわりの開始時においてすでに、17例の疾患経過のある状態像を推定させるものである。従来の診断基準にしたがえば、昭和50年の段階における疾患経過の状態像は、中等度8人（症例2、3、7、8、13～15、17）、重症あるいは終末状態[144]9人（症例1、4～6、9～12、16）である。

　第二に、継続医療期間全体にしめる5年間のかかわりの割合をみると、1/4～1/6未満が2人（症例3、15）、1/3～1/4未満3人（症例6、11、16）、1/2～1/3未満10人（症例1、2、4、7、8、10、12～14、17）、1/2未満2人（症例5、9）である。Y病院でのかかわり方の少ない症例3、15は、他院での診療を長く受けていたといえる。

　これらのことから、Y病院精神科病棟の5年間のかかわりは、17症例にとって短い期間である。とはいうものの、どの精神科であれ、治療を継続的におこなうことによって、患者本人は現代精神科医療の枠組にとらえられたのである。

　第三に、継続医療開始年を生年順にみると、それは大きく症例10までと症例11以下に分けることができる（表8-1）。症例1から10までは発病年と継続医療開始年にひらきがある（症例3、8は例外）。症例11から17は発病年と同時かせいぜい3年以内に継続医療が開始されている（症例14のみ例外）。

　症例1から10までは昭和15年以前に生まれた。症例1は昭和10年代、その他は昭和20年代から30年代前半に発病した人びとである。平均発病年が昭和26年であることをみると、継続医療開始まで時間がかかったことになる。

　当時の沖縄の精神科医療の現状（医師数少なく精神科病床数不足）、あるいは先島諸島の状況[122]（精神科病床なし。昭和28年まで精神病者の管理

は八重山警察署が施行していた)と関連があろう。

症例11から17までは、昭和17年から25年に生まれ、発病が主として昭和30年代後半から40年代前半の人びとである。平均発病年は昭和39年になっている。これは継続医療開始年が昭和40年代初期に集中していることをみれば、その差のあまりないことが首肯できよう。

継続医療開始年が大部分の症例で昭和40年代に多くなっていることは、沖縄本島精神科病床数の急激な伸び[145](昭和40年785床、昭和45年1533床、昭和47年2115床)、昭和39年から先島諸島への精神科医派遣、昭和42年県立宮古病院精神科病棟開設、と密接に結びついている。

生年順継続医療開始で、症例3、8、14が例外になっている。これは、症例3が本島で発病し、1年後に某精神科病院に入院してそのまま21年間在院したためである。症例8も発病年が昭和39年であるが、症例11以下に類似しており、継続医療が早くからなされていた、と考えられる。年齢が若いにもかかわらず症例14は、継続医療開始まで7年経過しているが、理由は不明である。

発病n年目開始と継続医療期間

このようにして17例は継続医療を開始したが、その開始が発病何年目になされ、どの程度継続医療期間が持続しているか、相関をみたものが図8-1である。図の縦軸が継続医療期間、横軸が発病n年目継続医療開始をあらわしている。図8-1に示したように、これらをTa・Tb・Tcの3群に区分した。各群内の丸囲み数字は、表8-3の症例番号である。

Ta群8人は、発病直後かせいぜい4年以内に継続医療が開始され、この群の平均継続医療開始年は発病1年目、平均継続期間は16年である。継続医療開始早期群といえる。表8-1からこの群にふくまれる8例の継続医療率(計算式は表8-2)をみると、80%以上である。罹病期間のほとんどに、現代的精神科治療がかかわっていることになる。

Tb群4人は、発病7年から12年までの間に継続医療が開始され、継続期間は10年から15年になっている。平均開始年は発病9年半、平均継

続期間は12年半である。継続医療開始中等度遅延群といえる。4人の継続医療率は55.6%から62.5%である。罹病期間の約6割が医療のもとにおかれている。

Tc群5人は、継続医療の開始が発病19年から32年目までと長期にわたって遅れ、継続期間は7年から13年になっている。平均開始年は発病23年目、平均継続期間10年であり、Ta・Tb群に比較して開始年がいちじるしく遅れ、継続期間は短い。継続医療開始高度遅延群といえる。この群の5人の継続医療率は、22.6%〜39.4%に過ぎない。罹病期間の3分の1程度しか継続医療を受けていない。

Ta・Tb・Tc群と5年間のかかわりによる結果を対比させてみると（図8-1と表8-3参照）、以下のごとくになる。

Ta群では、良好2人（症例8、16）、無効4人（症例3、11、12、15）、悪化2人（症例13、17）となる。前述したようにTa群は、ほとんどが発病直後から継続医療を開始しているが、悪化例もでているのである。状態像として、症例13は幻覚妄想状態と社会性の減退、症例17は誇大妄想から自明性の喪失および疎通性欠如である。これら2例は、5年間のかかわ

図8-1 発病n年目開始と継続医療期間

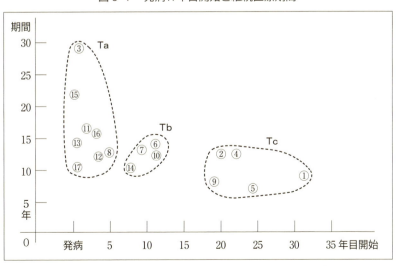

りのなかで、徐々に悪化している。

　Tb群では、良好2人（症例6、10）、悪化2人（症例7、14）となる。この悪化の2例は、5年間で急激に重症化した。症例7は昭和51年に、症例14は昭和53年に悪化したが、それぞれ疾患経過の18年目と15年目にあたり、かかわり方が悪影響をあたえ再発したか、不明である。

　Tc群では、良好1人（症例5）、無効4人（症例1、2、4、9）となる。Tc群は症例2をのぞいて、重症固定の状態像を呈している患者たちであるが、5年間のかかわりで1例だけでも良好例があったのは、意義深いことといえる。

　これらをまとめると、発病初期から継続医療を受け、さまざまな現代的精神科治療をおこなっているにもかかわらず、徐々に悪化する例がある。5年前までは比較的安定していたが、急激に悪化した例もある。多様なかかわりにも変化がみられず、無効例が8人もある。

　現代精神科医療としての治療的かかわりで、私宅監置にまつわる、不潔、栄養不良、膝関節拘縮などは、全例にわたって改善している。ことに、5年前のかかわりの時点で重症固定の状態像であった4人のうち、24年ぶりに治療を再開した症例5が良好例にはいっているのは、光明といえる。といって、これらの良好例でも、疾患そのものが軽快し、社会的自立のできる可能性はむずかしく、現段階で疾患重症度を脱却したとはいいがたい。

2　八重山と現代精神科医療

はじめに

　これら5年間の結果がどのような因子によってもたらされたか、1対1の対応をもとめることは困難であり、おそらく多数の要素が重層的に作用したとおもわれる。

　ひとつの側面として、Y病院精神科の治療的構造をのべる。同時に、そ

の背景となっている現代精神科医療と八重山の文化的側面からも、考察を加えたい。

なぜなら、悪化例や無効例は、現代精神科医療の限界を示すとともに、八重山（文化）のもつ病理的状況をも示しているからである。他方、良好例は、現代精神科医療の有効な側面をあらわしているとともに、八重山（文化）のもつ治療的要因をも表現している、とおもわれるからである。

Y病院精神科の治療的構造

17例のうち、何例かで一時的に退院した時期をのぞけば、大部分はこの5年間入院という形でかかわっており、Y病院精神科病棟の治療的構造をさぐりたい。

総合病院の一診療科として50床（保護室2床）の定床をもち、入院実数は平均25人、疾患は主として統合失調症である。実数が定床の半分であることは、患者1人あたりの物理的空間を広くし、心理的にゆったりした雰囲気がある。週末の定期外泊で10人ちかくが不在になると、病棟は閑散として、ある患者は寂しいと訴えていた。

病棟は開棟のころ閉鎖であったが、昭和55年当時は常時開放である。常勤精神科医1人、派遣医1人、特2類看護（男性看護師6人、女性看護師7人、補助婦2人）である。派遣医は3カ月から6カ月交代、女性看護師2年交代、看護師長3年交代からみると、常勤医と男性看護師が一貫したながれで患者をみていることになる。

治療者・患者関係をみると、看護スタッフと患者は大多数が八重山出身であり、発病以前から既知の間柄になっていることが多い。派遣医は沖縄県外、常勤医は県内出身である。

このような治療的構造をもとにして、多彩な働きかけがおこなわれている。常勤医の方針で電撃療法は使用せず、薬物療法が主体であるため、常用量で鎮静できない症例9は、極量ちかくの抗精神病薬が投与されている。

毎日の日課として、自室とデイルームの掃除、ヤギ飼料の草刈りがある。ときに、卓球、バレーボール、野球などのレクリエーションがおこなわれ

ている。年間行事では、盆踊り、病棟を閉じて全員参加２泊３日のキャンプがある。

在宅訪問は頻繁におこなわれ、離島巡回診療も２カ月に１回定期的に実施している。これら病棟活動の詳細については、すでに崎浜が報告[146]している。

入院治療の手順や薬物療法は、一般の精神科とかわらないが、Y病院精神科病棟の特色はなにかといえば、「ゆとりの雰囲気」と、看護スタッフ・患者間にみられる「内々の関係」——これは５章２の身内意識とも関連する——の２つをあげることができる。内々の関係については崎浜[147]が記述しており、ここでは「ゆとりの雰囲気」についてのべる。

ゆとりの雰囲気を醸しだしているのは、前述したように、物理的空間の広さである。定床50床の病棟構造でありながら平均25人の入院患者であるゆえ、充分な空間がある。患者１人あたり約８坪の面積である。

広いデイルームを２～３人の患者が徘徊している。そばで卓球に興じる１組がいる。デイルーム隅の一段高くなった畳では、１～２人の患者が寝そべりながらテレビを観ている。５人部屋の病室には１人が寝ているだけである。

ときにスズメが、中庭に開いたドアから迷いこんでくる。誰も追いかけようとせず、チュンチュンと残飯をついばんでいる。

中庭にはゴザの上で、２～３人の患者と１人の私服医師が横になりながらボソボソ話しをしている。１人の患者はギンネムの枝を折り、ヤギにあたえている。病棟の裏手では、遠い空のかなたに向かって症例７が、黄色い声の対話性独語をしている。

これがある日の病棟風景である。のんびりとした雰囲気は、患者のみならず治療者にも、余裕をもたせている。治療者・患者相互の「まなざし」がゆったりしているために、緊張する必要がない。

症例16は転院時、不機嫌状態で誰彼かまわず噛みついていた。それなのに、病棟の雰囲気として治療スタッフは、とくにこの患者に鋭い眼差しを注ぐことなく、のんびりと対処していた。噛みつきたければどうぞ、といったゆったりした看護であった。徐々に、彼女の攻撃衝動は影をひそめ

た。現在は、自由闊達、情豊かに、のびのびと過ごしており、過去の衝動行為は想像できない。

のんびりしたゆとりある雰囲気は、看護スタッフの対応についてもいえる。極度に悪化し緊張病症状を呈している症例14は、保護室に常時収容するしかない患者である。食事時間やフロあがりなどに、デイルームの畳に座らせておくことがある。

そばで男性看護師が大の字になって寝ており、その患者に膝枕をしているのを目撃した。不気味でなにをするかわからない症状なので、派遣医の私はハラハラして落ち着かなかった。突然、患者が膝枕している男性看護師の髪の毛を、ギュッとつかんだ。看護師は「いてて」とは言ったものの少しも騒がず、相変らず膝枕のままであった。なにごとも起こらないのである。

ゆとりの雰囲気が患者の緊張をやわらげ、治療的に働いた例には、前述の症例16の他に、症例4、5、10、12がある。

症例4はすべて受身的対応しかできないが、治療スタッフが口やかましく指示すると、弛緩した表情でだらだらとしか仕事を運ばない。これを本人のペースにまかせ、ゆっくり治療スタッフ側が待つ態度をとると、表情がしまり、結構きちっと仕事をするのである。

背筋をのばし一見孤高を保って徘徊している症例5は、けろっとして火のついたタバコをゴミ箱に捨てて歩くいたずらがあった。当初は大騒ぎになり、つよく叱責していたが、いつのまにか気にとめなくなった。そのうち彼のいたずらは、危険なものが減り、蛇口を全部開いて水を流す程度になった。気分のよいときは、戦前の流行歌を唄い、にこにこ笑いながら自分で手をたたいている。

症例10の激しい強硬症（カタレプシー）についても、症状とは考えずに一つの癖とみなし、治療スタッフ側はゆっくりと見守ろうということになった。看護スタッフと患者がヤギ飼料の草刈りに出かけてしまうと、広いデイルームにカタレプシーになっている、彼1人が取りのこされた。深閑としているのである。このようなことが何回か続くうちに、いつのまに自室に戻ったり、のこのこと草刈りに加わったりするようになった。

Y病院精神科病棟の治療的構造の特徴として、「ゆとりの雰囲気」をあげた。これらは、精神科病棟のみに限定されるものではなく、八重山（文化）のもつ治療的要因ともいえ、掘りさげて追究したい。

　昭和50年当時東京、5年後の昭和55年は秋田市在住であった。相違はあるものの、都市文化に身をおいていたことになる。そこから派遣医として八重山におもむいたが、最初にとまどったのは、万事につけて速度の遅いことであった。都会のてきぱきした生活に慣れているものにとって、そのもどかしさと、何をしてよいかわからない所在のなさに、焦燥感をおぼえたものである。

　しかし、6年間の頻回の訪問のなかで、その速度の遅さに、都会とは異なる重要な点があることに気がついた。速度が遅いということは、物事をはこぶことが遅いのみならず、さまざまな状況を言語化せず、対象化しない、ということであった。この遅さは、生活時間が自然的風土と一体になっているためであり、人工的に管理された時間が、都会のようには成立していないからとおもわれる。

　たとえば、飛行機で40分たらずの与那国島へも、1日がかりになることがある。石垣市が晴れていても、低気圧接近や与那国飛行場の風向きによって、欠航してしまう。ほんの一例に過ぎないが、都会的にスケジュールをぎっしりたてていたら、たちまち混乱する。八重山の人びとはそれを見越したうえで、ゆったりしたスケジュールを組んでいる。

　あらゆる事象にみられるこのようなことが、「ゆとりの雰囲気」を醸しだしているのではないか、と考えるようになった。

「ゆるやか」および「がんじがらめ」の関係

　ところで、「ゆとりの雰囲気」といえば心理的余裕感を印象づけるし、内々の関係といえば、非言語的な身内の親しさや自他未分の同じ島人の関係を推察できる。ここでは、この2つの共通項として、相互を対象化しない「ゆるやか」な関係に注目したい。

この「ゆるやか」な関係は、八重山（文化）全体をつらぬいている関係性ともいえそうである。どこまでもおおらかでのんびりしており、人も自然も神も、「ゆるやか」な関係であるから、その境界は不鮮明である。

　ある派遣医は、八重山を称して島全体が閉鎖病棟だと語った。八重山の人びとにしてみれば、島そのものが、人と自然と神の「ゆるやか」な関係の一側面に過ぎず、山も大地も海も、島民と融合し、連続性をもったものである。海岸線は大地の境界（≒閉鎖）ではなく、ニライカナイへと通じる冥界の道である。

　「ゆるやか」な関係は、眼差しのやわらかさにもあらわれている。相互に対象化する必要がないゆえ、バスに乗っていても、歩いていても、八重山の人びとの眼差しは実にやわらかい。ときには寝ているのではないかと見誤るほど、目が細い。

　都会はというと、出張がおわり八重山から東京に戻り、久しぶりに電車に乗ったとき、目の前の乗客の眼差しの鋭さに震駭（しんがい）したことがある。それだけで被圧倒感があった。

　八重山の眼差しがやわらかく、それが「ゆるやか」な関係に基礎づけられることは、患者が患者である必要がなく、看護スタッフが看護スタッフの肩書をひけらかす必要がないことである。

　ある患者が、ひとりの男性看護師に声をかけたときのことである。「○○！」と呼び捨てであり、同僚看護師が声をかけるのと、まったく同じ調子であった。声をかけられた看護師も、「オッ！」と自然に返答して、用事を聞いている。そこには、患者・治療者という関係ではなく、同年代の友と友との関係、治療される側と治療する側というはっきりした境界のない、「ゆるやか」な関係があらわれていた。

　看護スタッフは患者にとって、勤務時間内だけの関係でもない。自宅に帰れば、近くに患者家族が住んでおり、隣人であり、同窓生であり、同郷人であり、身内であり、種々の関係につながっている。厳密に定義された治療者・患者ということはありえず、同じ八重山の人、という「ゆるやか」な関係になっている。

　病棟内の「ゆるやか」な関係は、なにも人と人だけではない。それは物

理的障壁をも不鮮明にさせる。看護室とデイルームの間にドアがあり、その奥の看護休憩室にもドアがついている。この物理的障壁は、「ゆるやか」な関係の前では、意味をなさない。患者たちは、2つのドアを気にすることなく、自由に出入りし、看護スタッフも目くじらを立てることなく、看護休憩室で友だち同士のように談笑している。

「ゆるやか」な関係は、病棟外でも起こりうる。あるとき、症例16がいたずら心で他家に侵入し、ハイヒールを失敬したことがあった。あやまりにいった看護スタッフに対して、家人は責任を追及して怒るどころか、「ちょうどいらなくなったから、あげる」とのことであった。

この「ゆるやか」な関係は、神事まで連続している。病院内の職制では低い地位にあっても、八重山の祭儀のなかで神事を司る職員がおり、その神々しさは厳粛そのものであった。

八重山群島のなかでひときわ「ゆるやか」な関係が目立つのは、波照間島である。のんびりとして、あくせくすることなく、作業においてもユイ（無料奉仕）が残っている。道で会う子供らの笑顔は、人なつっこい。内と外を分けず、誰にでも挨拶する。波照間出身の病院職員の話によると、対抗意識はなく、自給自足でゆったりとしている、とのことであった。

波照間を巡回診療したある医師は、患者家族と話をしていても、承諾したのか、否と答えたのか判断に迷うことがあるという。判断とか何かを明確にすること自体が、そもそも波照間の心性にはあまりなく、「ゆるやか」な関係で日常生活が営まれているのであろう。

波照間の民俗調査をした宮良[120]が、そこには身分職階制の原理がなく、長年つちかわれた人望によって物事がきまってゆく、とのべていることからも窺える。

言葉をかえれば、「ゆるやか」な関係は、対象が対象化されず、非対象と連続性を有し、日常が日常性でおわらず、非日常性と連続性を有している関係である。人と自然と神が、対象化されることなく融合し、相互に連続性を保持している、といえる。役割意識においても、縦割りや横割りの管理組織がはっきりせず、上下左右「ゆるやか」な関係である。

正常と異常の区別が瞭然ではなく、正気と狂気が判別されず、ゆったり

としたやわらかな、原初的雰囲気を醸しだす八重山的心性といえる。

とりわけ、これらの心性は、鋭い眼差しに晒され、社会から逸脱したものとされる精神病者にとって、安堵感をあたえ、信頼関係の根底をなす雰囲気である。Y病院精神科病棟の治療的構造には、このような関係が存在している。

5例の良好例は「ゆるやか」な関係というかかわり方が、よい結果を生みだした、といえないであろうか。良好例をみていると、疾患の重症度はかわりないが、1人1人がのびのびと、自らの精神の病を、自由に生きている、という心証をあたえる。

少なくとも、本島や本土の精神科病院でみられる、狭いところに詰めこまれ、虚ろで目的なく徘徊をくり返し、病棟全体が画一的に無気力になっている、収容所症候群[148]はみられない。

無効、悪化例を八重山（文化）の病理的要因としてとらえると、どのように考えたらよいであろうか。これは、上述した「ゆるやか」な関係が、ある状況に陥ると、「がんじがらめ」の関係にもなりうる機能をそなえているからであろう。

「がんじがらめ」の関係は、どこをむいても緊張と圧迫、締めつけ、の恐ろしい雰囲気に満ちている。もはやゆとりはなく、そこから脱出しようとすればするほど、「がんじがらめ」のなかに閉じこめられる。崎浜のいう「内々の関係」[147]も、逆転すれば「がんじがらめ」の関係になりうる。ある人は、思いつめ、追いつめられ、行きづまる。

その段階では、「ゆるやか」な関係から放擲（ほうてき）され、八重山社会から逸脱したものとされる。「ゆるやか」な関係の裏面に隠された「がんじがらめ」の関係を見落すことは、八重山社会が理想的な共同性を維持しているとみる、都会からの共同性の幻想[149]ともいえよう。

事実、八重山のなかでとくに「ゆるやか」な関係の原点とみられる波照間島において、症例6と症例9は「がんじがらめ」の関係の極端化した形で、10年ちかく私宅監置されていた。

さらに、「ゆるやか」と「がんじがらめ」の関係性について追加したい。

八重山においては「ゆるやか」な関係より「がんじがらめ」の関係がつよい、と考えた方が妥当かもしれないからである。「ゆるやか」な関係と判断するのは、都会からたまに派遣医として訪れる、都会人の私と八重山との「ゆるい」関係の反映といえるかもしれない。八重山の人はつねに、「がんじがらめ」に地域の網目と風土的状況と神事に囚われている、といった方がよいかもしれない。

都会では人や自然や神との「がんじがらめ」の関係は稀薄であり、「ゆるい」関係といえる。都会的「がんじがらめ」はなにかと問えば、人が人工物に取りかこまれ、人が管理組織や管理的時間に組みこまれていることである。

このように、八重山においても都会においても、「ゆるやか」と「がんじがらめ」の関係は表裏一体であるが、その内容には質的な相違がある。

八重山でのそれは、人と自然と神との関係性においてである。この関係性は連続しているがゆえに、「ゆるやか」が「がんじがらめ」の関係になっても、その基底で共感[150]できうるところがある。

都会でのそれは、人と人工物および管理組織との関係性である。この関係性は、のりこえがたい断絶があり、かえって人が人工化し無機物化するのではないだろうか。

この点、八重山の「ゆるやか」な関係が原初的雰囲気を醸しだし、治療的意義を見出せること、との基本的ちがいであろう。

現代精神科医療の両義性

これまでは八重山の伝統文化的側面、ないしは風土的側面からみてきたが、このような八重山にとって、現代精神科医療の導入とはなんであろうか。

ひとつは、近代精神医学をもとにした構造が出現することである。具体的には、精神科病棟が設置され、入院、外来診療が開始され、専門家である精神科看護師と精神科医が配置されたことである。

もう一つは、人間のある状態が精神疾患とされ、医学の枠組にとらえら

れ、診断され、精神科的治療として薬物療法をはじめ、多様な治療的働きかけがおこなわれるようになったことである。

　これによって、社会から逸脱し家庭で放置されていた人びと、放浪していた人びと、私宅監置されていた人びとが精神医学の対象とされ、治療の枠組みにのせられるようになった。続々と、そこここから、正気と異なる人びとが掘りおこされ、Y病院精神科を訪れるようになった。

　現代精神科医療の導入は、それが医学の側面をそなえているがゆえに、身体レベルの病態、たとえば私宅監置や放置にまつわる悲惨な身体的障害、薬物に反応しやすい急性の精神病症状には、劇的な効果を示した。精神科病棟の治療的構造や精神科専門職によって、私宅監置の「がんじがらめ」の関係を減少させ、「ゆるやか」な関係をつくりだす場を提供した。

　だが一方、現代精神科医療は、それが「現代」を冠詞にしているがゆえに、現代を代表する都会的発想を有しており、八重山の伝統文化的心性と相反するものを持ちこんできている。八重山の治療的かかわりのなかで、「ゆるやか」な関係が肝要であることを強調したが、現代精神科医療はそれを変質させつつある。

　「現代的」とは、組織化された論理的合理的管理体制とも呼応しており、すべてを言語化し、対象化することを意味している。看護スタッフと患者は、治す側と治される側に区別され、対象化される。

　看護師は労働者である。勤務外の訪問は超過勤務手当が必要であり、その予算がないため訪問は制限しよう、という管理的発想もうまれてくる。病棟運営においても、患者数が少ないと採算がとれないから満床にせよ、という要請がでてくる。

　このような「現代的」管理的方向性は、昭和55年4月Y病院全体が新築移転し、新たな出発をみたことで強化されている。

　すなわち、治療者・患者の間にみられた「内々の関係」、病棟にみられた「ゆとりの雰囲気」、これらを包容する「ゆるやか」な関係が危機に瀕しているのである。人びとの相互信頼、安堵感がうすらいできている。これを敏感に感じているのが、発病初期から現代精神科医療を継続したにもかかわらず徐々に悪化している、症例13と17であろう。

未治療で経過していた症例1も、5年間のかかわりがほとんど無効であった。これは、彼を病院に収容したことが、私宅監置に類似した公的監置[149]をおこない、自宅にいるときよりもかえって鋭い眼差しに晒され、「がんじがらめ」の関係に引きこんだともいえる。

　本章の症例たちは、罹病期間が一番短い例で10年経過しており、かかわりの時点ですでに半数ちかくが終末状態[144]を呈していた。このような慢性精神病（フリムヌ）を治療することは、現代的な精神科治療においても至難であるのが通説になっており、無効例が多かったのも当然といえる。

　なかんずく、「現代」精神科医療が導入されたことは、精神病の処遇や治療の問題にとどまらず、八重山の伝統的な精神病観、ひいては治療観をも変貌させかねないのである。

　5章1で報告した与那国の症例CNは、その後再発し、意欲減退のまま自宅に閉じこもっていた。昭和55年2月巡回診療で自宅を訪れたとき、その患者を毎日世話している姉は、「この人はいま、なにもできないけど、カミからあたえられた大事な宝なんです。わたし、毎日からだを拭きながら、カミに祈っているんです」と、語っていた。

　症例11の夫は、看護師にこう話したことがある。「子供たちが大きくなって手がかからなくなったら、わたしは、妻を引きとって、一緒に山に住もうと思っています。そこで、自由にのびのびと妻のやりたいように暮らそうと思います」と。

　この2例の家族の言葉は、精神病者への八重山的「ゆるやか」な関係を吐露している。それに反して、症例8は、「先生、わたし退院したらユタやりたいさ。でも精神科に入院したらフラーといわれ、誰も信用してくれないさ」という嘆きを訴えていた。すでに八重山のなかに精神科に対する鋭い眼差しが組織されつつあり、精神病者観の動揺が現実になりつつある傍証といえる。

　Y病院に精神科がなく専門家が不在のころ、先駆的派遣医は現代精神科医療の導入を積極的に推進した。だが、この5年間のかかわりをみるならば、必ずしも手放しで喜ぶわけにはいかない。

　現代精神科医療の導入とは、地域に貢献することと、八重山的伝統文化

のよき側面を風化させていくこととの両義性を有している。

　八重山の伝統文化に通底するよき心性、「ゆるやか」な関係は、現代では失われた大切なこととして[151]、現代精神科医療が学ぶべきものといえよう。

まとめとして

　昭和50年3月から昭和55年4月までの5年間に濃厚な治療的かかわりをもった、慢性精神病（フリムヌ）17例の結果を検討し、八重山における現代精神科医療導入の意義について、若干の考察をした。

1．5年間のかかわりの結果は、良好5人、無効8人、悪化4人である。
2．5年間のかかわりと、各症例の継続医療開始年と期間の相関をみた。継続医療開始早期群の症例であっても、徐々に悪化する例があった。5年間のかかわりのなかで、急激に悪化した例が2例ある。また、継続医療開始高度遅延群の症例において、良好になった例もあるが、疾患重症度をこえたとはいいがたい。
3．治療的かかわりについて、八重山病院精神科病棟の治療的構造をのべ、治療者・患者関係における「ゆとりの雰囲気」を指摘した。
4．これらの背景として、八重山の伝統文化的心性には、人と自然と神との「ゆるやか」な関係があり、これが種々の形で治療の場に現前化していた。現代精神科医療の導入は、この治療の場を提供するとともに、伝統文化的心性を変質させる両義的側面のあることをのべた。

第9章　八重山の懊悩

1　コウイングヮは嘆く

はじめに

　対象者255人の調査用紙に記載された生活史や発病契機を子細に読んでいるうちに、八重山の風土や歴史にかかわる特有な症例が浮かびあがってきた。本章では、それら八重山文化の奥深くに潜在している懊悩について、4節にわけて報告する。
　その一つ、イチマンウイされた子供らのことからはじめる。
　糸満売り(イチマンウイ)とは、沖縄本島や宮古島、奄美大島出身の貧しい家庭の子女を買い、八重山の糸満漁民が経営する漁師養成所に連れてきて、強制的に訓練し、漁業につかせる因習[140]である。イチマンウイ買取人は親に前金を渡し、買われた子は契約金と期間にしばられ、忍従の生活をしいられた。
　八重山ではイチマンウイされた子を、買われた子（コウイングヮ）ないしは雇われた子（ヤトイングヮ）と呼んでいる。
　イチマンウイの実態を描写する前に、かつてコウイングヮを経験した人たちのうち、精神の病にかかった4人を記したい。

コウイングヮの症例

【症例1　ZK】38歳　男性　統合失調症
　生活史　宮古島城辺で生まれ育つ。両親は本人が幼児期に死亡。

6人同胞の5番目。家庭の生計苦しく、中退した小学1年の7歳でイチマンウイされ、石垣市四ケに移った。16歳まで潜りの訓練を受け、17歳になってニューギニアなどで漁をする。19歳以降、沖縄本島や東京で船員をした。性格はおとなしいが、短気。信仰は不詳。

発病と経過 38歳になった昭和49年、船員をしながら福岡に居住し、女性と同棲していた。あるとき漁から戻ってくると、もぬけの殻で、逃げられてしまった。悶々としているうちに独語が出現し、女性の声が聞こえ、いたずらされるようになった。

昭和49年10月石垣島に帰り、Y病院を受診し入院。ちょうど派遣されていた私も診察した。気分の変動、独語が激しく、疎通がとれなかった。

短期間の経過しかわからないが、女性に全財産を持ちにげされて発病。独語、被害的幻声がある。

【症例2　RT】　62歳　男性　統合失調症

生活史 那覇市で生まれ、4人同胞の3番目。家庭が貧しく10歳でイチマンウイされ、石垣市四ケに連れてこられた。漁師となるため16歳まで鍛えられた。学校は未就学。おとなしい性格。信仰は祖先崇拝。

発病と経過 昭和37年50歳頃、不発弾が爆発して家や財産一切をなくした。徐々に独語がはじまり、「電波がかかる」とわめくようになった。

無為、自閉が10年続き、昭和49年8月Y病院に入院し、そのとき診察した患者である。当初は草刈りに参加していたが、いつとなくだらだらと臥床がちになった。他患との交流はなく、入浴も介助されている。

不発弾の爆発で、家財もろとも自宅を消失し、発病。被影響妄想、無為、自閉がある。

Ⅲ　八重山の文化と精神病理

【症例3　WN】　38歳　女性　全般性不安障害
　生活史と家族歴　宮古島城辺で生まれた。同胞7人の1番目。性格は内気でくよくよする。信仰は生長の家である。
　13歳で石垣島裏石垣に、家族と移住する。家が貧しく、その年にイチマンウイされ、子守をして過ごす。21歳でWHと結婚し、石垣市四ケに住む。
　発病とその後　昭和42年の31歳になったとき、夫を精神科病院に入院させた。たまたま病院の内情を知り、急に不安、動悸、頻尿、悪心、腹部不快感、音過敏がはじまった。Y病院を受診したが中断。昭和49年調査のため、Y保健所保健師が訪問したところ、「売薬を3日に1回服用して、気持ちを落ち着かせている」と言う。

　医療は受けていないが保健師の訪問で、不安や自律神経症状の続いている状態がわかった。

【症例4　WH】　39歳　男性　パニック障害をともなう特異的(海)恐怖症
　生活史と家族歴　宮古島城辺の裕福な家庭に生まれ育つ。父は部落の区長をしており、人望もあった。小学校は2年で中退。8人同胞の5番目。
　太平洋戦争時、家族ともども福岡に引っ越したが、ここから不幸のはじまりとなった。そこで中学校に通ったが、「沖縄人」と笑われ、いじめられた。父は酒飲みになり、子供らに当たり散らした。
　イチマンウイ　13歳になった昭和23年、裸一貫で宮古島に帰ったが、自宅は台風で飛ばされてなにもなかった。明日の生活にも困った父は、「石垣に行けば、おいしい魚グルクンが食べられる」とWHをさそい、イチマンウイされた。宮古島到着、2週間目のことである。2年後に、兄も売られてきた。
　コウイングヮになった日から20歳まで、苛酷な訓練と苦役に耐え、漁師として一人前になった。21歳になった昭和31年契約満期になり、イチマンウイの店を出て独立した。22歳でWNと結婚し、必死に働い

た。性格は、もともと男らしく度胸もあった。信仰は生長の家である。

　発病の契機　昭和39年正月、友人の子供4人を連れて漁をしたが遭難。子供1人は助かったが3人（2人は兄弟）が死亡した。漁師仲間で探し、海底に沈んでいる3人を見つけたが、とくに恐怖感はなかった。

　同年8月14日、漁をするため自転車で名蔵湾に行き、ただ一人で海に入った。泳いで沖に出たが、どこまで泳いでもその日は魚が獲れなかった。そのうち空が曇り、にわか雨が降りだし、島影が見えなくなった。

　発病と経過　突然、「自分も正月に遭難したあの子たちと同じになる！」と、恐怖感に襲われた。胸がドキドキして体が震え、わけがわからなくなった。手足も動かなくなり、ウキにつかまって、やっとの思いで浜にたどりついた。帰ろうとしても自転車に乗れず、ガタガタ震えた。人を頼んでようやく家についた。29歳、働き盛りのときである。

　それ以後、海へ行けなくなった。兄が無理矢理連れて行ったこともあるが、吐き気と動悸で、まったく漁にならなかった。昭和40年には、石垣市内の3カ所の医院を受診した。八重山中のユタも回った。ひとりのユタは、「あなた、カメを食べたね。それが祟っている。1升瓶を浜に供えて詫びなさい」と指示するので、そのとおりしたが体調不良は同じだった。

　昭和42年那覇市内の精神科病院に入院し、2カ月後に妻WNが迎えにきた。退院後Y病院を受診したが、2年で中断。昭和45年6月、Y保健所保健師が自宅訪問したところ、いまだに不安発作があり、漁を避けて無為な生活を続けていた。

　昭和49年10月、Y病院外来でWHをはじめて診察した。八重山にも典型的なパニック障害のあることに驚き、生活史や発病契機、病状を詳しく聞いた。

　何回かの面接のおわりにWHは、「なにしろ泣きたいくらいです。いままでなんでもできたのに、あまりにも情けなくて。全人生があの年の、8月14日でかわってしまった。なぜボクだけがこんな病気になるのか。海という言葉を聞いただけで、もう変になるんです」と、嘆くのであった。

発病後10年間、不安発作、予期不安、自律神経症状が持続している症例である。

イチマンウイの実態

イチマンウイされた症例を記したが、イチマンウイの実状について、WHの述懐からとりあげる。

【WHの話】

イチマンウイの店　13歳で売られた先は、石垣市四ケにあるイチマンウイの店だった。そこは沖縄本島糸満出身の漁民が経営している漁師養成所で、大正時代にできたようだ。買われた子供たちはすでに契約金が親に支払われており、雇い主の命令や規則に絶対服従であった。八重山の住民は、無学文盲で、逃げて周囲に迷惑をかけるコウイングヮたちを、蔑みの目でみていた。

店にはコウイングヮ12人がいた。自分と同年代は4人で、ZK（症例1）も一緒だった。はじめは朝から晩まで薪ひろいで、1日2食しか食べさせてもらえなかった。

訓練の様子　3年目に漁師の訓練がはじまった。訓練はスパルタ式だった。ここにくるまで海や泳ぎのことはなにも知らなかった。シャコ貝をとるヤンガラ（長さ25センチの重い鉄棒）を腰につけ、1日中泳がされ、潜りの練習をさせられた。クリ舟で漁もした。潜ってイーグン（もり）で魚を突く。場所はほとんど名蔵湾だった。タコ、エビ、カメをとった。漁獲6キロで10円の褒美をくれた。300円貯めた17歳、はじめてパンツを買った。

違法のダイナマイトで漁をした日もある。600キロの魚を浮きあがらせたが、大部分はフカに食べられた。

しごき　ちょっとしたことで、先輩にしごかれた。指の間にキセルを挟まれてぎゅっと回され、痛いのなんの、悪いことしてないのにやられた。激痛だったが、痛いというと、もっとやられた。ZKは、

第9章 八重山の懊悩

チンポコを縛られて青くはれあがった。浜に埋められて、煙り責めになる体罰もあった。
　白米のご飯は、正月と旧暦5月4日しか食べさせてもらえなかった。一度は、米を盗んで仲間と小浜島へ逃げた。あとで主人にこっぴどく叱られ、両頬をなぐられた。主人は女だった。女主人は旦那を追いだし、先輩を内縁の夫としたが、結局、先輩にコントロールされていた。収入はすべて女主人に握られていた。

なぜ八重山にイチマンウイ

　WHが陳述した実態は、谷川[152]が美しくも哀しい物語に小説化した内容、あるいは福地[153]が調査したコウイングゥの証言にちかい。
　福地のコウイングゥの証言で、残酷ともいえる例を要約してみる。「海眼鏡を忘れたため、親方に竿でめった打ちにされ、5日目に息を引きとった」暴行殺人事件といえるもの、「棘のあるアダン林に、裸のまま投げこまれた」「両手を縛られ、天井から吊された」など、凄惨なリンチがあった。
　イチマンウイの店は戦前まで、八重山のみならず糸満や久米島にもあった。連れてこられたコウイングゥたちは、沖縄本島北部や周辺離島（伊是名島、久高島、水納島）、奄美大島、宮古島、多良間島の極貧農家を中心に、那覇や首里の都市底辺出身者たち[154]でしめられていた。戦後まで残された八重山のコウイングゥたちも島外出身者であり、八重山出身の子らはほとんどいなかった。
　昭和31年、世間の耳目をあつめた公権力の検察当局による、石垣市の糸満漁民関係者摘発[140,153]事件がもちあがった。検挙の理由は、八重山黒島における少年たちのイチマンウイ慣習を、憲法や法律に照らして、一種の人身売買である、と断罪したためである。
　なるほど雇用契約には、雇い主の命令に服従する、居住は指定地のみ、親兄弟との面会も制限するなど、コウイングゥの自由を束縛する条項があった。
　だが一方で、実の親以上に温かく懇切にコウイングゥの面倒をみている

199

雇い主もいた。「一概に雇い主を悪者とはできない。満期という期限があり、期間内に漁業の技術を修得でき、無期限の奴隷制度とは異なる」と、牧野[140]は弁護している。

当時の琉球政府では、社会福祉や児童福祉制度が庶民にゆき届いているとはいえなかった。貧苦にあえぐ家庭では、イチマンウイせざるをえない事情があった。それによって、一家を餓死や心中に追いやらず助かった人びと[153]もいる。

もろさわ[155]が指摘するように、那覇の遊郭にジュリウリ（遊女売り）された女性の証言で、「死ぬより生きたかった」という生死の境で人生を選択するとき、善悪の基準は無力に吹きとぶのである。

起訴されたイチマンウイの経営者たちには、執行猶予つきの有罪判決が下された。その後、糸満漁民のイチマンウイによる漁師訓練は、急速に衰退した。

ここで、4症例をふりかえると、なぜか、極限的な生活体験が発病契機にはなっていないことである。1例目は女性に全財産を持ちにげされ、2例目は不発弾爆発で自宅もろとも消失して、3例目はたまたま精神科病院の内情を知って、4例目は遭難しかけて、が発病契機である。

そうはいうものの、子供時代にコウイングヮを体験した彼らにとって精神の病にかかることは、三重苦に悩まされている状況といえないだろうか。

一つは両親の愛情をとりわけ必要とされる10代に、家族のもとを引き離され、自分では帰ることのできない遠方に連れて行かれたこと、

二つは遊びや教育をうけ情操をゆたかにする児童・思春期に、同年代と別れて無学のまま隷属的な労働をしいられ、地域では軽蔑の目でみられていたこと、

三つは成人して、精神の病にかかり苦しんでいることである。

これらの三重苦は、精神科医療が精神の病を治せれば、軽減できるであろう。コウイングヮの嘆きは、過去の体験に対してではなく、それに耐えて大人になったにもかかわらず、精神の病にとらえられたこと、に対して

であるのだから。

まとめとして

　イチマンウイの問題をはっきり意識したのは、2009年発刊の谷川「妣(はは)の国への旅」156)を読んだときである。八重山滞在中にWHの症例は、この島にもパニック障害がありうるとの観点で詳しく診察していた。その彼に、イチマンウイされたコウイングヮの苦悩が深層にあるとは、自覚しなかった。それを谷川に触発されて、今回整理した調査対象者255人をあらためて見直すと、前述の4症例が立ちあがってきたのである。

　コウイングヮは、八重山のなかでも最下層の人びとであり、蔑視の対象とされていた。この差別感情は、その人の出自を敬う与那国のスータガマリや沖縄本島のサーダカウマリとは、対極に位置している。旅人にとってあたかもニライカナイとまがう彼の地にも、半世紀前までこのような一面が伏在していたとは意外であった。

　しかし、歳月がたち糸満漁民やコウイングヮたちが八重山社会にとけこむなかで、差別感はやわらいでいる。八重山出身の牧野140)や宮城119)が書き残しているように、旧暦5月4日ユッカヌヒーに実施される糸満漁民の海神祭は石垣市民にも周知されるようになった。その際おこなわれるハーリー船競争は、住民たちの楽しい行事になっている。

　時代を経るとともにコウイングヮの嘆きも、住民同士の交流や社会の推移に応じて、加えて精神科医療の進展によって、解消しうることを示唆している。

2　ヤキーヌにうち克つ

はじめに

　前節で「コウイングヮは嘆く」として、昭和31年前半までみられた八

重山イチマンウイをとりあげた。

　八重山群島はこれ以外にも、離島ゆえの歴史的風土的苦悩が持続しており、有形無形に精神を病む人の生活史や発病契機に影をおとしていた。その一つに戦後の昭和36年まで八重山の風土病といわれていた、ヤキーヌ（マラリア）[111]がある。

　本節ではヤキーヌを中心にのべるが、ほかの苦渋もいくつか記した。

ヤキーヌにかかわる症例

　今回の調査対象者255人中、生活史や発病契機にマラリアが関係している人は15人いた。両親、父か母、同胞、子供がマラリアで死亡した人は7人いる。その中から3例を呈示する。

> 【症例1　FT】　45歳　男性　うつ病エピソード
> 　生活史　　生まれ育ちは宮古島平良。母がマラリアで早死にし、生活に困った家族は台湾にわたり、小学校時代を過ごした。21歳で石垣島崎枝に農業移民し、結婚して子供7人をもうける。性格はまじめで内気、信仰は天理教。
> 　発病は昭和22年の18歳で原因は不詳だが、急に興奮したり涙ぐんだりして、一定期間経つと治った。
> 　発病の契機とその後　　昭和35年と翌年、八重山に大型台風が襲来し、被害甚大であった。子供7人をかかえ生活が苦しくなり、自信を失った。日増しに気分が落ちこみ、昭和38年那覇の病院に3カ月入院した。その後3～4年に1回、人に会うのが恥ずかしく部屋に閉じこもったが、自然によくなった。
> 　Y病院へは昭和48年頃通院していたが中断。診療録の記録からY保健所の保健師が昭和49年10月、訪問した。

　生育史上、幼児期に母をマラリアで亡くした症例である。初発の契機は不明だが、何回目かの病相期は台風による生活苦が引き金になっている。

【症例2　CK】59歳　男性　急性ストレス反応

　生活史と家族歴　黒島で生まれ育つ。母は本人が13歳の時、産褥で死亡。父も本人が20歳頃肋膜炎で死亡。同胞4人の次男だが、すでに2人死亡。家計を助けるため、小卒で漁業に従事。

　昭和14年に結婚し、農業牧畜業にいそしむ。性格は真面目。一時期A教を熱心に信じたが、妻の猛反対にあってやめている。

　発病の契機とその後　太平洋戦争中子供は大事に育てたが、終戦直後の昭和20年、マラリアで子供2人を相次いで亡くした。本人32歳のときである。

　子供が病死したあと不眠が続き、「子供がいまにも出てきそうだ。本当に死んだのだろうか」と、わが子を探して夜中、歩き回った。「戦時でもあんなに元気に遊んでいたのに、いまでも忘れられない」と言う。平和への執着つよく、子供、みんなの幸せについて雄弁に語る。

　昭和49年10月、調査のため保健師が黒島の自宅に訪問したが、おだやかに応対し、上述の話をした。

　可愛がっていた子供2人をマラリアで失い、一過性の不眠、徘徊を生じた。

【症例3　NS】47歳　女性　統合失調症

　生活史と家族歴　与那国島久部良に生まれる。同胞8人中6番目だが、他の同胞3人も精神疾患に罹患している。性格は正直者である。成績は上位であったが生活が苦しく、尋常小6年で中退。12歳で台湾に身売りされ、女中をしていた。18歳与那国に帰郷し、22歳那覇に出て、旅館の手伝いをした。

　マラリアに罹る　昭和25年の23歳、那覇でマラリアに罹患し、高熱、腹部膨満の症状があった。

　発病とその後　解熱しても、食欲不振、不眠、空笑、無為が続き、昭和27年6月某精神科病院に入院し、21年間過ごした。ときおり与那国に外泊していたが、駐在保健師が訪問すると、幻聴、幻視、幻触を

訴えていた。

　Y病院精神科病棟開棟にあわせて、那覇の病院から転院し、昭和48年8月から翌年2月まで入院した。当時、「天井にマモノがいて、寝る邪魔をする」と訴えていた。

　退院後は、与那国の自宅で暮らす。昭和49年9月、与那国巡回診療時にはじめて診察したが、表情やや弛緩しているものの礼節はある。仕事は遅いが、安定した生活を送っていた。

　那覇でのマラリア発病だが、それが軽快しても精神症状が持続し、長期入院になった例。5章1症例NHの姉である。

　この他、父のマラリア死にショックを受けて緊張型統合失調症を発病した5章1の症例CN、あるいは思春期マラリアにかかって治癒したあと失恋から統合失調症を発病した6章1の症例JSがいるが、それらは各々の章で詳述した。

ヤキーヌの歴史

　八重山マラリアの悲劇と撲滅の歴史を話す前に、医学的にマラリアとはなにかを記す。

　それは、マラリア原虫を保有するハマダラ蚊に刺されて発病する、感染症である。潜伏期は1～3週間で、高熱、悪寒、呼吸切迫、意識混濁の症状が出現する。熱帯熱マラリアが重症化すると、脾腫、肝腫、極度の貧血となり、早期に治療しないと予後不良[157]である。

　マラリア4種類のうち、熱帯熱マラリアが重症化しやすく、八重山にはこの型が多かった。マラリア感染症は宮古群島や沖縄本島にもあったが、軽症型の三日熱マラリアが主であった。

　八重山マラリアの歴史をとりあげる。八重山にマラリアが伝わったのは、1530年頃西表島に漂着したオランダ船によってであるといわれているが、牧野[72]はそれより古い時代にあった、と指摘している。

そのころの有病地は、西表島、石垣島の中央部や山間部、裏石垣であった。ところが琉球王朝の蔡温は、1730年王朝財政窮状を打開するため、肥沃な八重山に注目した。無病地の八重山離島（波照間島・黒島・小浜島・竹富島）、石垣島の石垣・登野城・宮良・白保の住民を、有病地に強制移住させた。その結果は惨憺たる状況で、いずれも150年前後で廃村[71]の憂き目にあっている。

明治維新後の明治25年、廃藩置県のため禄をなくした首里・那覇の下級士族たちに、沖縄県当局は石垣島中央部の開墾を勧めた。2年後に入植者289人の医学的調査がおこなわれたが、マラリア死23人罹患57人おり、離村するもの後を絶たず事業は失敗[158]した。本土資本による、石垣島山間部や中央部に設立した製糖工場や西表島炭坑[159]の産業振興もあったが、マラリア患者続出し、閉鎖に至っている。

現代にちかい終戦直後は、爆発的にマラリアが流行し、八重山群島全体に拡大した。これは牧野[72]によると、米軍の空襲をのがれて、石垣市街地の人びとが山間部に避難したことが原因である。空襲による戦死者は179人であったが、マラリア死者は3,674人にのぼった。

悲惨なヤキーヌとその克服

ここに目をおおう事例を2例紹介する。

1例目は沖縄県（八重山）マラリア予防班の黒島[111]が実際に体験したものである。それは、マラリア禍が入植者や移住者のみならず、たずさわった医療関係者にも襲いかかったことである。

黒島によれば、大正14年西表島に派遣された本土医師がマラリアに感染して死亡した。それを嘆き悲しんだ妻に、急性の精神の異常が発症した。夫人の精神症状は激越で、日夜、八重山警察署署員とマラリア予防班2人が付き添ったほどである。本土から亡医師の叔父が急きょ来島し、遺骨と夫人を連れ帰ることになった。叔父単独では夫人の看病はできず、黒島も同伴した。台湾経由で本土に送還中、夫人は意識混濁になり急死した。

精神科医の目でみると、夫人の病は急性致死性緊張病が疑われる。マラ

リア治療に燃えた青年医師の死は、その夫人をも精神の病に陥らせる、二重の悲劇を生みだした。

この夫人の発病契機は、前述した5章1の症例CNに酷似している。

2例目は、マラリア予防を西表島東部で担当したY保健所大富出張所親盛医介輔が、ある部落で診た患者たちである。

「男で、臨月の妊婦のように、腹がふくれるものが5人いた。脾臓や肝臓が腫大しており、呼吸も弱く、顔面蒼白で、余命いくばくもなかった。一日一日とマラリア原虫が心身をむしばみ、はかない人生をおえようとする、働き盛りの30から40代であった」[111]とのべている。

なお、医介輔とは、アメリカ軍占領下の沖縄や奄美諸島における医師不足を補うため、旧日本軍の衛生兵や薬剤師を医療に従事させた制度である。

さて、マラリアに罹患した人びとを治療する気運も、明治20年代から活発化した。昔からの漢方療法は、大部分が無効であった。治療薬キニーネを投与する試みもあったが、継続しなかった。大正7年にはマラリア撲滅期成会が結成され、県当局に陳情をくり返し、八重山島庁内にマラリア予防事務所の設置が実現した。

といってこれらは、発病した患者自身の治療にはなっても、発病そのものを抑えることではなかった。発生源はそのまま放置されており、根本的なマラリア対策は米軍占領下の昭和32年、昆虫学権威ウイラー博士が来島[111]してからである。

博士は公衆衛生学的に徹底した防疫を指導した。それはマラリア感染症の原因になっている、ハマダラ蚊の絶滅を目指したものである。WHO方式の75％DDT水溶液を、八重山群島のあらゆるところに、年2回撒布する方法をとった。市街地と部落の住居や建物、山野にある田小屋・炭焼小屋・休憩小屋、橋の下、バスやタクシーや船舶、すべてを網羅していた。

同年8月中旬から撒布を開始し、5年後の昭和37年9月に終了した。効果はいちじるしく、スタート時のマラリア罹患1,730人が、2年後の昭和34年58人、4年後の昭和36年5人、翌昭和37年以降0人になった。猖獗(しょうけつ)をきわめたマラリアとの闘いは、これをもって完結したのである。

それは大和世(やまとゆ)によってではなく、アメリカ世(ゆ)になってである。

八重山風土の困難性

　マラリア克服の歴史をのべたが、八重山群島はほかにも、以下の風土的社会的な困難をかかえていた。
　第一に、風土的なものとして、陸や海の孤島があった。陸の孤島には西表島や石垣島の僻地があり、この2島に一周道路がない時代、そこへ行くまでが大変であった。西表島の網取や崎山村は海路しか交通手段がなく、石垣島の裏石垣に行くには険しい山越えの道であった。
　昭和46年網取が廃村になったが、その出身者に話を聞いたことがある。海路のみで10メートル前後の風が吹けば船は航行できず、外部と遮断された。約300年の村史をもつが次第に人口は減り、当時11軒30人になっていた。細々とした稲作と、漁業での暮らしであった。マラリアはもはやなかった。
　昭和45年から46年にかけてのインフルエンザ流行は猛威をふるい、村民全員が寝込んでしまった。主婦たちは這って食事をつくり、ようやく一命を取りとめた。これをきっかけに全員で話し合い、医療と教育の難題を解決するため、村を捨てることにした。網取村を離れるとき、村民はクリ舟に分乗して、太鼓をたたき、民謡トゥバラーマを唄いながら、別れをつげた。
　海の孤島では、与那国島や波照間島、黒島があった。与那国島は飛行機で30分の場所だが、あるときの巡回診療時、風向きがわるく着陸できずに引きかえし、結局一日がかりでたどり着いた体験をもっている。
　これら陸や海の孤島では交通の便わるく、医療、教育、生活環境（水道・電気・生活用品）、情報に支障をきたしていた。
　第二に、地域に実害を及ぼす異常気象として、何年かおきに発生する風速50～70メートルの大型台風や干ばつがあり、農業に大打撃をあたえている。
　台風といえば、派遣医で八重山に滞在していた昭和51年8月9日、台

風13号に遭遇した。職員の「久しぶりの大型なので、病棟にいた方がいいですよ」の助言を受け、病院官舎から当直室に避難した。

午前中から風雨がつよまっていたが、午後の吹き返しがはじまって様相は一変した。暴風雨は、急降下したかとおもうと横なぐりにぶつかり、龍神が地の底から湧きでるように渦をまいて急上昇し、縦横無尽に暴れまわった。葉は引きちぎれ、小枝や小石が飛びかい、水しぶきが舞って5〜6メートル先は見えない。中庭の松は折れ、ヤギ小屋は飛んでいった。

夜が明けて官舎に戻ったところ、ブロック塀が倒れ、雨戸もほとんど飛ばされていた。病院前商店よこにある老樹がポッキリ折れ、道路ぞいの電柱も5〜6本傾いていた。瞬間最大風速60メートルとの報道があり、もし官舎にとどまっていたら相当の恐怖におびえたであろう。当の職員や地元民は、驚くこともなく淡々と後片付けをしていた。

第三には、社会制度の弊害として、前節のイチマンウイ、人頭税、強制移民や移住があった。このうち琉球王朝が宮古・八重山群島に課した人頭税は明治35年に廃止[72)]され、当調査対象者の生活史や発病契機のなかでは浮かびあがらなかった。

ふたたび3症例の生活史をみると、症例1が宮古移民および大型台風に遭い、症例2は離島黒島で両親同胞を早くに亡くし、症例3は絶海の孤島での生活と台湾に身売りなどである。3例は、マラリアのみならず離島苦のさまざまな要因が複合的に作用して、発病している。

伊波[160)]は「孤島苦の琉球史」の著書で、日本の幕府や中国の王朝からみた琉球を孤島ととらえ、大国の板ばさみのなかで艱難辛苦をなめた状況を「孤島苦」とした。だがここには、沖縄本島からみた離島の、八重山群島や宮古群島における「離島苦」の視点はうすい。

孤島苦を沖縄方言で「シマチャビ」というが、八重山・宮古群島にとっては沖縄本島と区別するため、その漢字には「離島苦」があてがわれてよいとおもわれる。

とりわけ、八重山が歴史上経験した離島苦は宮古群島に比べても、マラリアや明和の大津波（1771年）など、直接生命にかかわる人口減少[71)]に

まとめとして

　Y病院精神科診療録調査時において離島苦のイメージが明確でなかったため、生活史や発病契機にそれを特定できる症例は少なかった。当時、離島苦についての関心をもっていたなら、八重山人の内奥をもう一歩掘りさげることができただろう。

　西表島東部巡回診療時、私は前述の親盛医介輔に会ったことがある。戦後のヤキーヌ（マラリア）の話を海辺でしながら、「いま、イイダコがとれるので獲ってきましょう」と言い、ぐいっと踵をつぶした革靴のまま、浅瀬にジャブジャブ入っていったことが印象に残っている。
　八重山の風土において革靴という現代文明の製品は、自由自在につかう必要がある。20数年無医地区で医療保健活動に奮闘している、彼の気骨をみた思いであった。

3　シマチャビに生きる

はじめに

　石垣島於茂登岳の稜線を東にたどると、頂が鋭く尖った小山、ヌスクマーペー（野底岳）がある。人頭税時代、恋人と無理矢理ひき裂かれて黒島から野底に強制移住させられた乙女がいた。毎日この山頂にのぼり、南の黒島を見つめてしのび泣き、ついには石になったという伝説[132]が語りつがれている（写9-1）。

　シマチャビ（離島苦）について、本章1・2節でのべてきた。ここでは、7章1で精神障害者実態調査を担当した保健師の悩み、ならびに精神科医

療活動がなかった頃の保健所資料や精神科医療前史を検討し、八重山のシマチャビについて、さらに深めたい。

調査時保健師の心労

第一に、本調査時における「不明その他」の区分けはどのようにしてなされたか、保健師の活動を記す。昭和49年9月の調査時、抽出診療録総数451中、Y病院精神科スタッフが調査した患者は入・通院合計83人であり、それ以外の368人がY保健所保健師12人に調査用紙を依頼した数である。

そのなかで詳細が判明したものは172人（竹富町31人、与那国町18人、石垣市全域123人）であり、残り193人が「不明その他」であった。八重山群島の離島である竹富町と与那国町は全数を把握しており、「不明その

写9-1　ヌスクマーペー

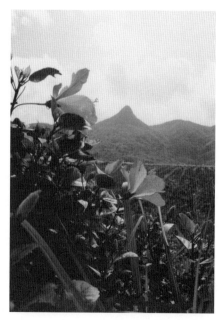

他」はすべて石垣島の人たちである。具体的には、石垣市街、中央山間部、太平洋側と裏石垣であった。以下、石垣島担当保健師8人の難渋を報告する。

　いざ調査を始めようとして困ったことは、調査票の不備である。調査票には17の記入項目があるが、保健師に手渡したとき、氏名、住所しかわからないものもあった。その氏名の姓と名が間違っているもの、住所の地名は書いてあるが番地のないものがあった。それを確定するため、隣近所や親戚や役場支所で調べている。

　つぎに、診療録記載どおりの住所地に本人が居住しているかどうかであった。保健師は家庭訪問するにあたって、隣近所、身内、患者出身離島の駐在保健師から情報をあつめていた。調査用紙の余白に、身内の電話番号をメモしたり、何時ごろなら在宅しているかを近所の店で聞いたり、患者宅へ行く道順の地図を調査票に書きこんだりしていた。

　ようやく訪ねても、本人が不在であったり、同居の嫁や叔父・叔母が病状を知らなかったり、家族全員が転出していたり、無駄足を踏むこと、多々であった。

　本人に会っても「えっ！　内科に行ったのに。どうして保健婦が……」と、けげんな顔をされたこともある。保健師の訪問を、「こないでくれ」と拒否する人もいた。「保健婦さんがきたので、隣近所に精神科にかかっていると知られてしまう」と、本人に心配の種をつくった事例もあった。

　保健師自身の感想もある。ある患者を訪問したが、「この人、病気だろうか」と疑問になる調査票があった。家族に受診するようアドバイスしても非協力的で、どうしたらよいか、と悩む保健師もいた。支えている両親が歳をとり不安になっている家族をみて、「なんともできない虚しさにとらわれた」保健師もいる。

　このように、「不明その他」に区分けするためには、莫大な労力がかかっている。

八重山群島の私宅監置

　第二に、昭和51年8月1日当時Y保健所に保管されている私宅監置等資料を、精神保健担当係に集計してもらった。この資料は後述の（沖縄）厚生局による昭和36年調査をもとにしていた。保管資料総数98人中、住所が判明しているものは87人であり、そのうち「監置」が29人、「監置疑い」が15人、「放置（非監置をふくむ）」が43人いた。

　「監置」29人の場所を、7章1図7-1上のアルファベットでみると、つぎのようになる。石垣市内のA・B・C・Dが15人、それ以外の石垣島地域E・Fが3人、竹富町のG5人・H2人・L1人、与那国島のK3人であった。監置例は圧倒的に石垣島市街地であり、離島は少ない。この私宅監置所は、蜂矢他[125]の地図プロットに類似している。

　「監置」の理由をみると、以下のごとくである。家族や周囲への暴言、誹謗、殴打、破壊。公共物を破損し、刃物をもちだす凶暴性。他家に投石。裸体で徘徊。火をいじり、野火をつける所為。色情的で、婦女子に暴行。

　それゆえ、他人に危害を加える恐れありとして、警察へ監置願を届けている。

　「監置疑い」はつぎのとおりである。他人のものを無断で投げる。放火するとか自殺するとか、家人を脅迫。発作的に自宅の家財を破壊し、付近に投石。裸体のまま道路に飛びだし、公安風俗をみだす。他人のオートバイを盗み飛行場を疾走。これらのため、自他に危害を加える恐れなきにしもあらずとして届ける。

　「放置」の人数は多いが、記載は簡単である。自室に蟄居して独り言をつぶやく。ぼーっとしながらひとり泣き。無口で道路の隅に座って糸巻きをする。ときに意味不明の言動など。

八重山精神科医療の前史

　第三に、Y病院に精神科病棟がなかった昭和48年以前、八重山の精神科医療はどのようになっていたか、八重山精神科医療前史というべきもの

を、蜂矢[125]　神山[161]　崎浜[122]によって作成した（表9-1）。表で沖縄を括弧にくくったのは、米軍占領下での正式名称が「琉球政府」のためである。

明治33年3月、日本においてはじめて精神病者監護法が公布されたが、これは当時の沖縄県においても同様であった。この法は公的に私宅監置をみとめ、管轄は警察署にあった。昭和25年本土では精神衛生法が施行されたが、米軍占領下の沖縄では明治以来の精神病者監護法が続いていた。

昭和26年八重山（Y）保健所が設置され、その2年後にようやく精神病者の管理が警察から保健所に移されている。それと関連するのか同年、（沖縄）社会局による精神病者の一斉調査がおこなわれた。

昭和35年、本土にならって沖縄においても精神衛生法が公布された。同法では本土と同じく、2カ月にかぎって私宅監置をみとめる条文をも

表9-1　八重山精神科医療前史

年月日	事項
明治33年	3月　精神病者監護法公布 　　本土と同じく私宅監置を認める。八重山警察署が精神病者を管理
米軍占領下	
昭和25年	5月　（本土）精神衛生法施行。2カ月期限の私宅監置条文あり
昭和26年	8月　八重山保健所設置
昭和28年	八重山保健所に精神病者の管理が移る。（沖縄）社会局による精神病者一斉調査
昭和35年	8月　（沖縄）精神衛生法公布 　　2カ月期限の私宅監置およびやむをえない事由で更新できる条文あり
昭和36年	（沖縄）厚生局による保護拘束者調査
昭和39年	1〜7月　本土精神科医来島
昭和40年	6月　（本土）精神衛生法改正。私宅監置条文削除
昭和41年	11月　（本土）援助による精神障害者実態調査
昭和42年	2月　宮古島宮古病院に精神科病棟開設 9月　同病院から3週間隔で派遣の精神科医、八重山保健所に精神科外来診療をスタート
昭和44年	11月　Y病院精神科外来開設。本土派遣精神科医常駐
本土下	
昭和47年	5月　沖縄本土復帰。沖縄県となる
昭和48年	5月　Y病院精神科病棟50床開棟 　　私宅監置患者1人入院。以後私宅監置なし。離島巡回診療はじまる

けた。若干の相違は、その期限がきてもやむをえない事由があれば、私宅監置を継続できることであった。

同法の成立後昭和36年、(沖縄)厚生局による保護拘束者調査がおこなわれている。本土の精神衛生法は昭和40年改正され、私宅監置の条文を削除した。

米軍施政下の沖縄では同年になっても、昭和35年の私宅監置を公認した同法が継続していた。それが、昭和48年Y病院精神科病棟の開棟するまで、八重山に私宅監置患者が存続した法的根拠である。

精神科医の姿がちらほら目につくようになったのは、昭和39年である。定期化したのは、昭和42年宮古島の県立宮古病院に精神科病棟が開設[123]されて以降である。同年9月には、同病院から3週間隔で精神科医がY保健所に派遣され、精神科外来をスタートさせている。

時あたかも日本精神神経学会(学会)の沖縄精神科医療支援がはじまった年であり、本土派遣精神科医が宮古島や石垣島に来島するようになった。それらの成果が、蜂矢[125]や岡庭[127]らの報告である。

本土派遣精神科医の発言は、学会沖縄精神科医療委員会に影響をあたえ、旧厚生省をとおして琉球政府をもうごかし、昭和48年のY病院精神科病棟開設につながった誘因とおもわれる。

以後、Y病院には精神科医2～4人が常勤し、入院、外来、巡回診療、訪問看護、社会復帰など、多彩な精神科医療・保健活動を展開[162]している。

シマチャビとは

3つの要因を提示したが、それらとシマチャビとの関連を考究したい。

本調査を保健師に依頼したさい、診療録抽出基準を機能性精神疾患と薬物依存にしたことは、すでにのべた。機能性精神疾患には、統合失調症、感情障害、神経症がはいっている。そのうち神経症に診療録の記載不備が多かったが、そのまま調査用紙に書き写し、保健師の家庭訪問にのぞみを託した。結果的に、少数ながら有益な情報がえられたものの、おおかた保

健師の骨折りを増大させてしまった。

　そのころ、私の職場が研究所であったため、研究実績づくりに「調査をしよう」、との発想があったことは否めない。調査の準備段階で保健師たちと話し合いをくり返していれば、内容不十分な調査対象を除外できた可能性はある。

　研究員の発想で、あるいは都会人の傲りで、しいていえば現代文化人の節操で、一方的に調査訪問を頼んだことは、ファノンのいう「非反省的文化的強制」163) にあたるともいえる。

　八重山の人にとってこの「文化的強制」は、かつての琉球王朝にみられた人頭税やマラリア汚染地への強制移住 72) という、政治的圧政にも関連づけられる。

　佐々木は 164) フィールドワークを実施するとき、関わる側と関わられる側とが同一の志向性をもちえないと、関わられる側に「協力をもとめる」といった言葉のもとで日常業務に迷惑をかけてしまう、と反省している。

　その点、Y保健所保健師に依頼した訪問調査において、離島巡回診療地の駐在保健師とは志向性を共有できたとおもわれるが、石垣島の保健師たちには押しつけがましい側面があっただろう。

　私宅監置の資料と八重山精神科医療前史の検討にうつる。本土においては精神衛生法が施行される昭和25年まで、座敷牢や私宅監置165) があった。

　八重山では昭和48年Y病院精神科病棟が開棟されるまで、派遣医として診察した波照間の1例が私宅監置されていた。本土に遅れること23年である。

　私宅監置とは精神科医療に照らせば、行動制限の一つである。それを現在の精神科病棟にあてはめれば、閉鎖病棟、隔離室（保護室）、身体拘束である。

　私宅監置はそのなかで隔離室にあたるが、患者によっては紐で腰や足を縛り、興奮いちじるしい人には鎖や手錠をかける、身体拘束もあった。実際、昭和30年代に私宅監置せざるをえない患者をあつかった与那国島のYH保健師は、ある男性患者が刃物をもって暴れたため、チェーンを身体に巻きつけて拘束した、と顧みている。

そこで「監置」理由をあらためてみると、現在の「措置入院者の定期病状報告書」にある「問題行動」欄に、なんと似ていることだろう。これは措置入院といえども、社会状況の激変下では昔の私宅監置への逆行がありうることを暗示している。

とはいえ、私宅監置は不衛生で治療薬もなく、専門スタッフも不在であり、悲惨の一言につきる。同じような状況[165]は日本の精神科医療史をふりかえれば、過去にいくらでもあった。

なぜ、八重山で精神科医療の改革が遅れたか。精神科医療にたずさわる精神科医の絶対数不足のみならず、精神科医療を制度として整備する当時の（沖縄）琉球政府に余裕がなかったゆえであろう。

行政制度を整えるとは「文明の利便性」といえるが、八重山はつねにその遅延が課題になっている。これまでのべてきた、マラリア撲滅、交通手段や生活・教育・医療の充実、台風などの自然災害対策は、すべて遅れていたのである。この遅延は、中央から離れた辺境に位置する時・空間が桎梏となっているのだろうか。

まとめとして

換言すれば、「文化的強制」や「文明の利便性遅延」はシマチャビ（離島苦）の最たるものであった。これは、精神障害者、支える家族やスタッフ、ならびに地域住民に通底した事象といえる。

その歴史のなかで、八重山の人びとは、堅忍しつつ生きてきたのである。それは、沈黙せざるをえない精神障害者に、生死をさまようほどの懊悩をあたえている。

ヌスクマーペーの伝説を再考すると、黒島の若者に恋いこがれていた乙女は、悲嘆にくれ、徐々に抑うつ状態が重症化し、うつ病性昏迷に至った。その時代では、治療のすべなく、食事が摂れずに、微動だにせず、そのまま往生した。遺骸は、枯骨になって長年の堆積物とともに石化し、野底岳尖頂になった、との感懐をあながち否定することはできない。

4 ビッチリの凝視先は

はじめに

　八重山地方には、路地の辻や角、突き当たりに、なにも書かれていない自然石がさりげなく置かれている。部落の魔除け石といわれ、「ビッチリ」と呼称されている。
　このような魔除け石は、中国から伝来し文字の書かれた石敢当(いしがんとう)もあるが、ビッチリは御嶽でみられる信仰対象の自然石と同じくらい古いもの[140]といわれている。
　これまで、八重山や沖縄の文献を読み、ふたたび調査資料をひもとき、浮かびあがったものが6～9章である。八重山（当然、与那国もふくむ）の文化と精神病理をとじるにあたって、まとめをおこないたい。

八重山の鬱屈

　八重山の深層をさぐるにつれ、その底には堅忍の歴史がひそんでいた。それはシマチャビ（離島苦）であり、文明の利便性遅延、支配者（琉球王朝）による人頭税や強制移住である。
　といって、堅忍の歴史が八重山群島一律かというと、簡単には割り切れない。八重山各離島間ないしは八重山と沖縄本島、沖縄と薩摩島津藩（日本）への鬱屈があった。
　まず、与那国人は八重山人（石垣島）に痼(しこり)をもっている。与那国の巡回診療で耳にしたが、「ダマヒルミ＝八重山（石垣島）の人は冷たい」という言葉がある。八重山の人は一見愛想よく、そつがない。「寄ってらっしゃい」と勧めるのでそのお宅におじゃましたら、出されたお茶は冷えていた。これがダマヒルミの具体例という。
　その裏に過去の出来事がからんでいる。それは、人頭税時代の与那国が、

琉球王朝のみならず八重山（石垣島）人にもピンハネされ、また終戦直後の密貿易時代、利益の大半を八重山（石垣島）や沖縄本島にもってゆかれた事情である。

八重山民謡のすぐれた情歌である「与那国スンカニ節」[106]の歌詞にも、微妙な表現がある。正調[70]では、与那国人の「情が厚い」に力点がおかれている。ところが、八重山島民謡誌[134]の「与那国しょんかね節」では、「妾になった女の、旦那（役人）との別離」を唄い、与那国に派遣された役人に主題がかわってしまう。与那国人に対する、蔑視の気持ちが見え隠れする。

反面、八重山人（石垣島）の与那国人への評価は、ずる賢いとの印象をもつ。

柳田[166]は与那国の女たちの話を聞いて、「……幾らでも悲しくなる。生きるということは大事業だ。……苦悩せざるをえないではないか」と、同情している。

この与那国島と八重山（石垣島）の葛藤は、フロイトの「山あらしジレンマ」を彷彿とさせる。小此木[167]によれば、それは「……隣接している二つの都市、小国、民族の間に、近ければ近いほど、克服しがたい反感が生ずる」ことである。

つぎに、八重山群島全体の沖縄（琉球王朝）への恨み辛みがある。この最大の原因は、薩摩島津藩支配下の琉球王朝が自らの財政窮乏を立て直すため、宮古・八重山群島のみに課した人頭税であり、農業振興として各離島の住民をマラリア汚染地へ強制移住させた施策である。

苛酷な悪政は、住民たちに嬰児や妊婦殺し、マラリア死を多発させた。強制移住によって離島の住民同士がひき裂かれた悲劇は、八重山民謡[134,168]に如実に示されている。

八重山群島の人は、沖縄本島を「悪鬼納（おきなわ）」と称していた[70,113,166]という。ちなみに、沖縄史を著す歴史家[117,169]は沖縄本島に重きをおき、八重山住民の憂苦にはあまり頁をさいていない。

つづいて、沖縄本島の、ヤマト（薩摩島津藩）や日本への怨念がある。八重山の喜舎場[134]が編纂した八重山島民謡誌をみても、それはわかる。八重山民謡できわめて名高い7章2で紹介した大宜見作「鷲ぬ鳥節」の末尾

は、「テダバ、カメマイチケ」として、「子鷲が朝日に向かって舞いつつ飛んでいった」とある。

その原本となった仲間サカイの「鷲ゆんた」の末尾は、「ウフヤマトヌ、シマンマヒチケ　ヤスラリヌ……」として「大日本、浦安の国」とされ、日本国（江戸幕府）が理想の国となっていた。

ところが、100年後の1840年代八重山出身ではあるが幼少から青年期まで首里に育った大宜見は、薩摩のうしろに控える日本の狡猾を見破り、子鷲の飛翔先「大日本＝浦安の国」を「太陽」に変更した、と推測できるのである。
（ウフヤマト）

新川 [170] の、「抑圧者を示すヤマト（薩摩島津藩）に対する豊穣の楽土としてイメージされたウフヤマト（本当の日本）という言葉は明治以降急速になくなった」との論及と、軌を一にする。背景には、明治政府の琉球処分 [117] があるだろう。

大正年間沖縄を旅して現状を知った柳田 [166] は、「……諸君の所謂世界苦は、よく注意してみたまえ、半分は孤島苦だ。……政治でも文化でも、中心に近い者にさえぎられて、恩恵の均分を望みがたい」と察している。

だが、人頭税や強制移住は孤島苦とはいえず、フランス植民地打倒を目指した精神科医ファノンの「非反省的文化的強制」[163] が的を射ている。

そして、八重山群島の鬱屈の底辺で悩み苦しんでいた人びとが、精神障害者とその家族、支える隣人であったことは、再三例示した。

八重山の明朗

ここまで八重山の「陰」の面を強調してきたが、派遣医として滞在した八重山は、明朗で愉快でユーモアに長けた、「陽」の面が日常なのであった。鷹揚で、屈託がなく、よく飲み、よく踊り、よく遊び、よく笑う人びとである。以下にその情景を報告する。

一つには、亜熱帯性気候である。晴天であればどこまでも真っ青な空に、純白の巨大積乱雲（入道雲）が浮かんでいる。夜は夜で、満天に星が煌めき、幻想的な世界である。

砂浜の白砂、海辺のサンゴ礁湖の碧緑、遊泳している色とりどりの熱帯魚、樹木の紅色の花と濃緑の葉、赤瓦の朱色など、色彩の爛漫が心をうきうきさせる。

二つには、八重山といえば唄と踊りである。祭りや行事、なにかの飲み会で、興にのれば男女の別なく、唄と踊りがはじまる。

踊りについて岡本[121]が、「踊っているというより、身体全体で喜んでいる。……踊りの感動は、言いかえれば生きるアカシの儀式かもしれない。……そのとき生活と踊りはまさに一体である」と喝破しているほど、八重山の人びとに踊りは身についている。

三つには、祭りがある。豊年祭、種子取祭、結願祭、海神祭を見た。それらの祭りには、さまざまな余興がともなう。

獅子舞は日本各地にあるが、八重山でみた獅子（写9-2）は、2人1組で芭蕉の繊維を細かく裂いたぬいぐるみを着て、茶目っ気のある獅子面をつけていた。舞う仕草は、大きな猫がじゃれているようで愛嬌があり、つい笑いをさそう。

棒踊り（写9-3）も2人1組の武術でありながら、どこか滑稽さがあった。

写9-2　獅子舞

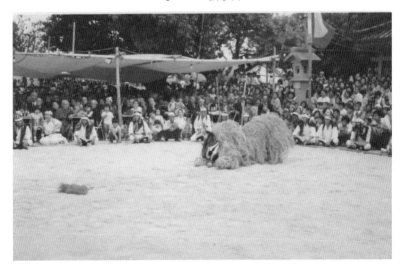

写9-3　棒踊り

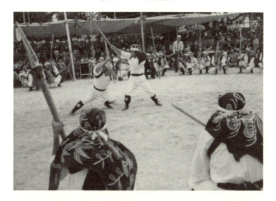

写9-4　腕棒

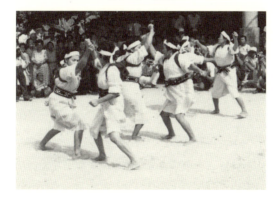

写9-5　ミロク行列

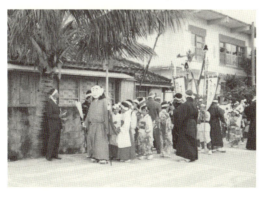

腕棒（写9-4）は腕相撲に似ているが、女性たちが行列をしつつ、相対する2人が肘を少しまげて前腕を交差させ、いかにもつよさを誇示する素振りである。

海神祭のハーリー船競争も見物したが、単純に速さを競うのみならず、途中でわざと船をひっくり返して全員が海にドブンと投げだされる演技をともなっている。海神に感謝をする祭礼とはいえ、じつに痛快なのである。

祭りであれば神々への拝礼もある。御嶽におけるツカサの祈祷、ミロクの神など、厳粛さはたとえ旅人であっても、敬虔な気持ちにさせる。ミロク行列（写9-5）では、真っ白でふくよかな布袋の面をかぶり、黄色い着物に軍配をもったミロクの神が、子供らを従えていた。

トランスカルチュラル精神医学の問題点

ここで、研究の端緒となったトランスカルチュラル精神医学について、いま一度ふりかえりたい。

八重山精神科医療にかかわったきっかけは6章1でのべたが、若干補足する。昭和48年当時所属していた都精神研社会精神医学研究部門で、東ニューギニア[171]や奥能登[172]の地域を調査していた。その結果、精神障害の発病や病状と経過に、地域の文化的状況が深くかかわっていることがわかってきた。それを、沖縄文化圏の分析をとおして、さらなる発展をさせようとしていたのである。

まず、トランスカルチュラル精神医学の定義をみると、それは自らの文化を出立し、その地域の文化に出会う方法[173]をとる。言いかえると、都会から来訪する研究者であれば、自らの根拠である現代文化を括弧にいれて、虚心坦懐に、その地域の基底にある心性をみようとする精神医学の一分野である。

そこで、地域文化のなかに精神障害の発病因をもとめ、予防に有効な手段はないかをみたが、「青い鳥」はいなかった。ことに、統合失調症は、文化を超越して発病する「文化超越症候群」であった。かえって、神経症関連については7章1で指摘したように、石垣島以外の離島で発病が低い

データをみれば、現代文明に特有の「(都市型) 文化結合症候群」といえるだろう。

これらは、大仰にトランスカルチュラル精神医学をふりかざさなくても、こつこつと現地で実践している臨床医にはわかっている事実である。トランスカルチュラル精神医学はアカデミズムの発想ゆえ、高踏的な観察や思索を超えることができなかった。

私の体験では、現代文明にたっぷり浸っている現代人が彼の地におもむくとき、いつとはなく文化的強制をともなう状況があった。「出立＝実存」と「出会い」、あるいは本書冒頭の「まえおき」で記した、病者の側に立って「寄り添う」という理念に、現代文化人の押しつけがましさが隠されている。

トランスカルチュラル精神医学が、病者の発病時における文化的状況を直視し、病者に寄り添う方法は、そのとおりである。しかし、病者の病を治療し支えるための、精神科医療システムも現代的病理に毒されていることに、メスを入れなかった。すなわち、貧弱な治療環境に苦悩している病者に寄り添っていた、とは言いがたいのである。

トランス「カルチュラル」がいつの間にかトランス「文化的」になり、現在その用語すら聞かれなくなったのは、その学問に内在する一因があるだろう。

青い鳥とは

八重山に降りたって診療活動をはじめたとき、県立八重山病院の外来や病棟、離島巡回診療で、精神障害者と家族に会い、病院や保健所職員、地域住民や行政職員、さまざまな人びとと交流した。八重山人は派遣医を「タビの人」と呼んでいた。

これは八重山人の心性に、外から来訪する「タビの人」は島にとって善いことをもたらす、との素朴な外来神信仰[142]があるためといえる。派遣医として期待に応えられなかったが、自身の立場は「旅人」とおもっている。旅人は、一方において観光客的であり、他方において好奇心あふれる

探検家的でもある。

　前述で「青い鳥」はいなかったと結論づけたが、そうであろうか。いや、「いた」のである。それは八重山群島各地における、「精神を病む人」を支える家族や地域社会の「温かさ」である。加えるに、八重山精神科医療初期より、綿々と続いている巡回診療である。

　地域住民の温かさについては既述したので省き、ここでは巡回診療について記す。

　それは、八重山の無医地区離島で通院もままならない患者を診療するシステムとして、当初スタートしている。

　患者（家族）に請われて往診するのではなく、定期的に離島の患宅を訪問し、診療することである。各離島では駐在保健師が業務として、心身のあらゆる健康について各家庭におもむき、相談にのっている。

　ここ10年来、ACT（包括型地域生活支援プログラム）や退院促進のため地域精神科医療活動を充実すべきとのかけ声が喧しいが、八重山では精神科医療発足時の昭和48年から実現しているではないか。それこそ、現代の都会や各地域が学ぶべき「青い鳥」である。

まとめとして

　昭和51年10月、八重山を去る1カ月前、病院官舎を引きはらい、石垣市の中心住宅街のK宅に下宿した。太平洋戦争ガダルカナル戦で夫を亡くしたK小母さんは、古希をこえてはいるものの、品のよいハキハキした性格の持ち主であった。

　K宅玄関のカギは終日かけず、誰でも自由に出入りできた。住宅街は、フクギとサンゴの石垣に囲まれ、赤瓦やブロック建ての家並がつらなっていた。

　夕方になると、近所で遊ぶ子供の声、三線の音色、夕餉の匂いなど、生活感があふれていた。夜9時には近くの公園に三々五々人びとがつどい、三線にあわせて民謡を唄い踊っていた。

　坂を西に下れば小さな漁港があった。発動機をつけたサバニ（小さなク

リ舟）が2〜3隻、岸に揚げられている。遠くの落日に西表島のシルエットが映える。

　街の辻々には石敢当の文字が書かれた石柱がある。とある角には無駄としかいいようのない無文字の石柱もあった。散歩しながら「車には邪魔だな」と思いつつ、通り過ぎた。それが「ビッチリ」[140]であった。

　八重山を離れて長年の歳月がながれた。あれから、石垣島の街角にさりげなく置かれていた魔除け石「ビッチリ」は、なにを視つづけてきたのだろう。これからなにを「魔」として視つづけてゆくのだろう。

終章　「いま・ここ」に佇んで

「いま」は平成28年、「ここ」は長年住んでいる秋田。それなのになぜ、在りし日に研究したシャーマニズム（アニミズム）か。なぜ、現代文化の病理か、本稿のまとめとして考究したい。

霊峰太平山

　小高い台地にある勤務先の病院から車で2〜3分走ると、平地に下るやや急カーブの坂がある。

　早春の晴れ間、坂の途中にくるとぱっと視界がひらけ、手前の田圃や部落とともに正面遠方に連なった山々が見える。どれも残雪が昼の陽を受け、きらきらと光を反射している。ひときわ神々しいばかりの白光を発しているのが主峰太平山である。

　これが真夏のひとときになると、頂上に巨大入道雲を冠（かぶ）り、威風堂々の山容になる。日暮れ時、陽が西に傾き、平地の家々がうす暗がりのしじまに沈むとき、遠景の太平連山には茜色の光が西から射しこみ、斜面を金色につつんでいる。

　自然に崇敬の念にとらえられ、頭（こうべ）をたれる。秋田市の霊峰といわれ、市内赤沼にある太平山三吉神社総本宮の奥宮になっている。総本宮から東方を仰げば、その秀影に粛然とする。

　秋田に移り住んだ40数年前、うつ病治療のため都会から帰郷した若い女性を診察した。ぽつりと「汽車の窓から太平山を見て、ほっとしました」という安堵のため息を思い出した。それほど秋田人にとって、太平山は守り神となっていたのである。

　病院所在地の台地には、縄文時代の遺跡が発掘されている。おそらく縄文人も、台地の崖縁からこの太平山連峰を眺めていたであろう。平地は海の名残か草原が広がっており、現在よりも神にちかい存在として、祭祀がおこなわれていたのではないだろうか。

　だが、「いま・ここ」に意識を戻すと、平地には縦横に高速道が走り、田や家並みは人工物で分断されている。これら中・近景の構造物が視野に入ると、遠景に鎮座する太平山の霊威はしぼんでゆく。

21世紀十数年

　これはどういうことであろうか。
　21世紀にはいり、科学や文明がますます発展して病や災難が克服できるとの、大いなる期待があった。
　日本に目をむけると、全国的な新幹線や高速道路の整備により、各地方と首都圏の時間距離はいちじるしく縮まった。効率や利便性を重んじ、人的交流と物流がスピード感をもって実現したといえる。
　スピード感といえば、ＩＴ情報産業の躍進により、瞬時に全世界のことが伝わるようになった。市場原理主義経済のグローバル化とともに、欲心と不安ないまぜの心理状態で、指１本を使って刹那的に株価をパソコンで操作し、あっというまに大金持ちになる人物がでてきた。拝金主義の横行である。
　表層では繁栄の一途をたどっているかに映る21世紀といえるが、10数年経過した現在、世界各地で紛争や殺戮（さつりく）が勃発し、貧富の差も解消できず、飢餓や貧困で苦しんでいる凄惨な状況がある。日本でも格差はひろがり、これまででは考えられないような陰惨な少年犯罪や事件が茶飯事になってきた。
　病をみても、新たな感染症や公害の出現があり、その対策が急務といわれている。
　災難、とくに自然災害について地球温暖化の影響により、異常気象、巨大台風や竜巻、経験したことのない豪雨や豪雪、干ばつなどが世界各地で生じている。
　日本においては平成23年３月、巨大地震にともなう大津波の東日本大震災が発生し、多数の人命が失われ、被災者の苦痛は想像を絶する。しかも、連動して福島第一原子力発電所の大事故が起こり、原子力災害の恐ろしさをまざまざと人類に焼きつけた。
　日常の社会に目を転じると、日本は高齢社会が常態化し、少子化と超高齢のなかで、人口減少が確実にすすみ、何十年後にはある県自体が消滅するとの予測もでている。

これら現代的状況のなかで暮らしている人びとは、科学や経済・行政制度だけには安住していられない、心の不安が膨張しつつある。
　そもそも、このような現代的状況に生きている個々人の精神構造はどうなっているのだろう。マイナス面をとりあげれば、高度な機器にかこまれ人間関係の希薄化や無機物化、忍耐力低下による衝動性、他者や弱者への共感性の乏しさ、等々。
　21世紀を生き活きする人は、どこに心頼みすればよいのであろう。ある人は宗教に、ある人は虚無に、ある人は無常感に身をまかせ、日々の不安をやり過ごしている。

憑依・与那国・八重山

　本稿で私は、シャーマニズムに属する憑依状態について考察した。同時に、祖先崇拝シャーマニズムと現代文化の混在していた八重山の状況についても、精神科治療の視点から論じた。それがⅠ・Ⅱ・Ⅲである。
　シャーマニズムは、「人間にかぎらずあらゆる天地万物に、精霊あるいは霊魂が宿っている」とする「アニミズム」を基礎にしている。
　そして、これらの精霊や霊魂と交流しうる人物は、シャーマン（巫者）といわれている。このシャーマンを中心にして、憑依という現象が地域的社会的に認容されているシャーマン文化（シャーマニズム）は、古今東西、多くの民族の間で形成されていた。
　Ⅰの憑依の精神病理は、日本古来の用語でいえば神憑りや狐憑きである。その題材を1章では、加賀地方、主として金沢の憑依患者をあつかい、その現象をトランスカルチュラル精神医学的に分析した。これらの憑依患者はシャーマニズムを背景にして、現代文化的状況のなかで自我同一性危機に陥って発病したとおもわれる。
　2章では、大都市の金沢と加賀地方の辺境奥能登を比較し、奥能登に憑依患者が少ない根拠を推察した。それを、金沢では社会文化的価値基準の混乱があり、奥能登ではなお地域文化同一性が住民に根づいているからとした。

3章では、憑依の憑依たるゆえんである、自己そのものが憑依人格に入れ替わる人格変換の、継時的二重人格の構造について詳述した。
　これら1～3章では、すでに地域そのものが現代文化に覆われている状況のなかで、憑依現象となって突出するシャーマニズムをとりあげた。
　では、シャーマニズムが基層として実在する地域はどうであろうか。それをみたものがⅡの与那国とⅢの八重山である。
　Ⅱの4章で与那国の憑依を記述したが、地域住民はその様態を病気とはせず、祖先から授かった特別な運命を担う人、「スータガマリ」の徴候である、ととらえていた。スータガマリと判断されれば、地域住民の尊敬の対象になる。スータガマリは祖先崇拝の有用性をあらわしている。
　このスータガマリの観点から、その地域に発現する精神医学的事象を整理すると、5章の統合失調症様病像もその徴候の一部と推定され、狭義の精神病は稀少となる。たとえ、精神病像を呈したとしても、スータガマリの可能性ありとして、地域住民は温かく見守る。
　ここで、与那国を八重山群島の一つの離島と位置づければ、Ⅲの八重山全体の問題が浮上する。それが6～9章である。
　八重山は外部から訪れると、亜熱帯性の風光明媚な情景が、ユートピアに迷いこんだ錯覚をあたえる。
　ところが、資料や症例を丹念に調べるにしたがって、精神障害者や家族の悲惨さ、琉球王朝の圧政、疫病マラリアや自然災害の猛威が、歴史のなかに埋もれていた。
　それらに忍従しつつ、現実の八重山住民は、明朗、快活であった。いたるところで、三線、民謡、踊り、祭りがあり、神の加護に感謝を捧げていた。八重山の伝統文化的心性は、人と自然と神との「ゆるやか」な関係が厳として存在していたのである。
　八重山では祖先崇拝シャーマニズムが片隅に追いやられるのではなく、シャーマニズムが逆に現代文化を覆っている、とも考えられた。
　八重山のみならず沖縄本島にも、祖先崇拝シャーマニズムを利用した民間の治療者ユタ（主に女性）がいる。ユタは、直系男子位牌継承の正誤や家内に起こるさまざまな災難を、独特の方法で占って、来訪者に告げるこ

とを生業としている。

　来訪者はそれに安心するときと、かえって不安をかきたてられ困惑するときがある。安心することはユタが「野のカウンセラー」的役割をしており、それは西欧の精神分析療法に近似[118]しているという。

　ユタの説明に納得できないとき、安心するまで幾多のユタを訪問する。結局、判じ料支払で散財し、当事者はますます混乱する。ある面では、ユタの現代文化的利益主義といえなくもない。ユタの弊害については、沖縄で何世紀にもわたって喧伝され、ユタ禁止の歴史[118]が記されている。

アニミズムの再認識と霊性

　シャーマニズムはこれまで、科学や文明の発達しなかった古代や未開地域の、低い文化装置であるとの見解がほとんどであった。しかし、これは近代の西欧科学文明の恩恵に浴している研究者らの上目線の断定といえた。

　シャーマニズムを熟思するとそれは、非科学的で未開の、遅れた地域の残渣として破棄すべき文化では決してない。

　なんとなれば、シャーマニズムの本源は前述したように、あらゆるものに精霊が宿る「アニミズム」を前提としているからである。山折[135]はそれを再評価し、「万物生命観」に名称をかえようと提案している。

　精霊や霊魂は、現代的表現では「霊性」といえる。この「霊性」こそは、(既成)宗教の根幹をなしている、といえなくもないからである。

　つまり、アニミズムが原初にあって、各々の風土に応じた文明が発展し、シャーマニズム、もろもろの神がいるとする多神教、唯一神の一神教などを顕現し、宗教化[174]がはじまったのである。

　一方、非宗教者であっても祖先崇拝を、沖縄文化圏のシャーマン・ユタのような数世代に狭めるのではなく、遡ること人類誕生、さらに遡ること生命誕生、に畏敬の念をもちえれば、それは「霊性」と通底しているといえるだろう。

　生命といっても、それを有機化合物に限定するのではなく、化合物を構

成する分子、分子を構成する原子、物質の最小単位素粒子まで極微化できる。その素粒子[175]ですら、生滅、振動、相転移、をくり返している。そう考えると、地球ならびに宇宙をふくめた万物に、生命が宿っている、それを霊性といってもよいのではないだろうか。

ひるがえって、「霊性」を個人の「いま・ここ」に生き活きしている〈生身の自分〉[176]に引きつけてみると、それは認知機能記憶論における概念素の一つ意味素と関連するだろう。また、〈生身の自分〉は「生体としての身体＝脳と身体」と「自分としての身体＝心（こころ）」の両輪から成立しているが、「霊性」は後者にふくまれる「魂」としてよいだろう。

最近、「霊性」[177]や「聖なるもの」[178]の研究が盛んになっている。古代人の思考や神信心文明観が、自然科学の飛躍によって大部分否定されたとしても、その観念を支える「心（こころ）」をいま一度掘りさげ、古代的思考[178]の有意義な側面を現代に生かすことができないか、が問われているのである。

現代の医学的治療とはいっても、疾患が治癒しないもの、慢性化するもの、徐々に死に至るものなどがあり、これらに罹患している病者の苦悩は、（自然）科学的方法だけでは解決できないからである。

古代的思考の底流にある、人と自然と神の感応性、すなわち既述した八重山的心性、が現代の病理性を止揚する一つのヒントになるのではないか、とおもわれてならない。比嘉ら[179]が写し撮った、祖先の霊を祀る沖縄久高島の祭りイザイホーは、なにものにもかえがたい森厳な儀式である。

日本においては、神道の大本といえる民俗的風習の「神と仏」[180,181]が、全国各地に脈々と伝承されている。秋田の太平山三吉信仰もその一例である。

といって、シャーマニズムも、その使い方によって病理性が生ずるのは、これまで論じてきたとおりである。シャーマンの祈祷で、ガンや糖尿病、重症感染症が治癒する、の類いである。シャーマンの現世利益を追求した、シャーマニズムの悪利用である。それを克服しようとして文明は、科学的論理を衣にまとい現代化をすすめてきた。

反面、ここ1〜2世紀の歴史的事実が露わにするように、現代文明の病

理性は、広範で陰惨で巨大化している。戦争でいえば、日本の2都市における原爆被害しかり、ナチスのユダヤ人虐殺しかりである。

これはどのように文明が展開しても、その時点における個人的および社会文化的「病理性」を、十全には取りのぞけないことを黙示している。超高度に進歩した科学文明においてさえ、である。

自然科学が素粒子レベルまで到達し、自然界と宇宙がほぼ解明されたとしても、事象の第1因は退いてゆく。目標とした第1因は発見過程の1要素に過ぎず、新たな第1因がつねに目の前に立ちはだかる。

言葉をかえると、病理性を克服してある問題が解決したとき、いつのまにか別の病理性が頭をもたげているといえる。

人にとって、生きていることは「病理性」を内包しつつ、生存し、活動しているのである。

現代人の不安を消滅させ、完璧社会を創ることが、文明発展の目標ではない。万一、災難に遭ったとしても、祟りや罰ととらえるのではなく、祖先の加護や救い、希望を信じ、それによって堅忍を保持することではないだろうか。

ここで誤解してもらいたくないのは、堅忍の保持が、現状の「文化的強制」や「利便性遅延」を肯定せよ、といっているのではないことである。沖縄本島にみられる日本国内での米軍基地偏在は、文化的強制の目に余るものである。本土（ヤマト）の無意識層に、琉球処分が連綿と続いているといわざるをえない。不平等、不自由、不公平、人権侵害は、どの地域においても正す必要があろう。

そうではあるが、「いま・ここ」の状況において、個々人にとっては耐え堪えること多々である。その堅忍を支えるのが、アニミズムやシャーマニズム、それらから派生したドグマ化しない寛容と慈愛の宗教、非宗教者における生命の畏敬、といえるだろう。

おわりにあたって

　与那国島をふくめた八重山、宮古など沖縄先島諸島は平成24年9月以降、尖閣諸島の問題が顕在化[182,183)]して、波高しである。
　国境という政治的境界線ができたためである。日本国の国境、中国の国境、欧州各国の国境など、国境線を引くことによって人類は衝突と強奪の歴史をくり返している。
　本来、地球という惑星に国境はなかった。雲の流れを国境で止めることはできないし、台風を国境で防ぐこともできない。温暖化を先進国の国境にとどめることはできず、発展途上国まで影響を及ぼしている。
　八重山にとっては、すべて八重山以外の政治的・経済的要因が八重山を脅かしている。外来神はつねに、善き神の背後にピタリと悪しき神を隠している。
　前章末文で魔除け石「ビッチリ」の凝視先は、と問いかけた。ビッチリは「現代の魔」として、経済至上主義や科学ならびに利便性万能主義を見据えていないだろうか。

　本論考の刊行は、弘文堂の社長さんをはじめ編集部みなさんの温かいご理解のもと可能になった。ことに、編集担当の外山千尋さんからは、用語の適切な指摘と文章構成の目くばりがあった。重ねて謝意を表したい。

　本書を、微苦笑しながら天国で見守っている荻野恒一先生に捧げる。

参考文献 (引用順)

1章

1) 堀一郎:日本のシャーマニズム.講談社,1971
2) 石田栄一郎他:人類学.東京大学出版会,1961
3) 佐々木雄司:わが国における巫者(Shaman)の研究.精神経誌 69;429, 1967
4) Pfeiffer, W. M.: Transkulturelle Psychiatrie. Georg Thieme, Stuttgart, 1971
5) 吉田禎吾:呪術.講談社,1970
6) 森田正馬:余の所謂祈祷性精神症に就いて.精神経誌 14;286, 1915
7) 西川修:祈祷性精神病の臨床的研究.森田教授追悼論文集,265, 1938
8) 田村幸雄:満州国に於ける邪病(Hsieh-Ping),鬼病(Kuei-Ping),巫医(Wui)及び過陰者(Kuoyinche),並びに蒙古のビロンチ,ライチャン及びボウに就いて.精神経誌 44;40, 1940
9) 村上仁:精神病理学論集I.みすず書房,1971
10) 荻野恒一:憑依状態の精神病理学的考察.脳研究 6;115, 1950
11) 新福尚武:山陰地方の狐憑きについて.精神医学 1;83, 1959
12) 中川秀三:アイヌ民族の巫術(Tusu)について.精神経誌 66;233, 1964
13) 中川秀三他:北方原始民族のシャーマニズムについて.精神医学 8;897, 1966
14) 桜井徳太郎:民間信仰と現代社会——人間と呪術.評論社,1971
15) Ey, H.: La Conscience (1963) 大橋博司訳:意識 I・II.みすず書房,1969
16) Yap, P. M.: The possession syndrome —a comparison of Hong Kong and French findings. J. Men. Sci. 106;114, 1960
17) Kiev, A.: Spirit possession in Haiti. Am. J. of Psychiatry 118;113, 1961
18) Langness, L.: "Hysterical Psychoses" and "Possession". Conference on Culture and Mental Health in Asia and the Pacific, East-West Center, Honolulu. 1972
19) Palou, J.: La Sorcellerie (1957) 久野昭訳:妖術.文庫クセジュ,白水社,1959
20) 李熙沐:民間信仰の関係する反応性精神病の臨床的研究.精神経誌 63;296, 1961
21) 荻野恒一:VisionとStimme——幻覚の人間学的研究.精神経誌 64;993, 1962
22) Bourguignon, E.: "Possession" and "Trance" in cross-cultural studies of mental health. Conference on Culture and Mental Health in Asia and the Pacific, East-West Center, Honolulu. 1972
23) 木村敏:祈祷性感応精神病の1家族例.臨床心理 7;107, 1968
24) 荻野恒一他:二,三の症例にみられた身体像および自我の左右分離体験.精神分析研究 10;1, 1963
25) 小田晋:一仏教分派信者にみられた精神障害の宗教精神病理学的調査.精神医学 6;145, 1964
26) 高橋良他編:幻覚の基礎と臨床.医学書院,1970
27) Suwanlert, S.: Psychiatric study of Phii Pob in Thailand. Conference on Culture and Mental Health in Asia and the Pacific, East-West Center, Honolulu. 1972
28) Lebra, T. S.: Taking the role of supernatural "Other" Spirit possession in a Japanese healing cult. Conference on Culture and Mental Health in Asia and the Pacific, East-

West Center, Honolulu. 1972
29) 宮本忠雄他：宗教病理　異常心理学講座　第5巻．みすず書房，1965
30) 小西輝夫：宗教精神病理学の方法論的考察．精神医学 8；913, 1966
31) Li, Y-Y.: Shamanism in Taiwan—an anthropological inquiry. Conference on Culture and Mental Health In Asia and the Pacific, East-West Center, Honolulu. 1972
32) Rony, J-A.: La Magie (1956) 吉田禎吾訳：呪術．文庫クセジュ，白水社，1957
33) 石塚尊俊：日本の憑きもの．未来社，1959
34) 吉田禎吾：日本の憑きもの．自然 27；41, 1972
35) 祖父江孝男編：日本人 その構造分析．現代のエスプリ，至文堂，1971
36) 折口信夫：民俗学について―第二 柳田國男対談集．筑摩叢書，筑摩書房，1965
37) 比屋根安定：日本の宗教地盤．聖文舎，1969
38) 鶴見和子：われらのうちなる原始人．思想の科学 174；2, 1969
39) Yeh, E-K.: Recurrent urticaria alternating with psychosis. Psychosom. Med. 20；373, 1958
40) Rhi, B-Y.: Concepts of disease and folk treatment in Korean shamanism— a psychological interpretation. Conference on Culture and Mental Health in Asia and the Pacific, East-West Center, Honolulu. 1972
41) 成瀬悟策：催眠面接の技術．誠信書房，1959
42) 荻野恒一：文明と狂気．講談社，1969
43) Foucault, M.: Maladie Mentale et Psychologie (1966) 神谷美恵子訳：精神疾患と心理学．みすず書房，1970
44) 荻野恒一：Transcultural Psychiatry の展望．精神医学 13；4, 1971

2章

45) 小此木啓吾編：アイデンティティ．現代のエスプリ 78；5, 1974
46) 下出積興：石川県の歴史．山川出版，1970
47) 小林忠雄他：能登寄り神と海の村．日本放送出版協会，1973
48) 九学会連合能登調査委員会編：能登自然・文化・社会．平凡社，1955
49) 荻野恒一：破瓜病者の文化的背景　宮本忠雄編「分裂病の精神病理2」．東京大学出版会，1974
50) 宮本忠雄：実体的意識性について．精神経誌 61；1316, 1959

3章

51) Oesterreich, T. K.: Possession Demoniacal & Other Among Primitive Races, In Antiquity, The Middle Ages, And Modern Times. Translation by Ibberson, D., University Books, New Jersey. 1966
52) 荻野恒一：精神病理学研究 1．誠信書房，1974
53) 大宮司信，黒河泰夫，今井知博：心因性および統合失調症性憑依状態の臨床的検討．臨床精神医学 7；1451, 1978
54) Langness, L.: Hysterical Psychoses and Possessions. Lebra, W. P. (ed.): Culture-

Bound Syndromes, Ethnopsychiatry, and Alternate Therapies Vol. IV. The University Press of Hawaii, Honolulu, 1976
55) Yap, P. M.: Comparative Psychiatry a theoretical framework. edited by Lau, M. P., University of Toronto Press, Toronto, 1974
56) 宮本忠雄：憑依状態―比較文化精神医学の視点から．臨床精神医学 8；999, 1979
57) 村上仁：異常心理学改訂版．岩波書店，東京，1963
58) 佐藤幹正：持続睡眠療法によりて急速に治癒せる所謂祈祷性精神病の一例．実地医家と臨床 9；155, 1932
59) Bleuler, M.: Lehrbuch der Psychiatrie 8Auflage. Springer-Verlag, Berlin, 1969
60) Lipowski, Z. J.: Delirium, Clouding of Consciousness and Confusion. J. Nerv. Men. Dis. 145；227, 1967
61) 原田憲一：器質性精神病．医学図書出版，1976
62) Bourguignon, E.: Possession and Trance in Cross-Cultural Studies of Mental Health Lebra, W. P. (ed.) : Culture-Bound Syndromes, Ethnopsychiatry, and Alternate Therapies Vol. IV. The University Press of Hawaii, Honolulu, 1976
63) Lewis, I. M.: Ecstatic Religion–An Anthropological Study of Spirit Possession and Shamanism. Penguin Books, England, 1971
64) Ludwig, A. M.: Altered States of Consciousness. Arch. Gen. Psychiat. 15；225, 1966
65) Heimann, H.: Bewusstseinsstörungen Müller, C.(herausgeben) : Lexikon der Psychiatrie-Gesammelte Abhandlungen der gebrauchlichsten psychopathologischen Begriffe. Springer-Verlag, Berlin, 1973
66) 和田豊治：臨床てんかん学．金原出版，1975
67) Hirsch, S. J. and Hollender, M. H.: Hysterical Psychosis –Clarification Of the Concept. Am. J. Psychiat. 125；905, 1969
68) 木村敏：分裂病の現象学．弘文堂，1975
69) Ey, H.: Des Idées de Jackson à un Modèle Organo-Dynamique en Psychiatrie 大橋博司他訳：ジャクソンと精神医学．みすず書房，1979

4章

70) 池間栄三：与那国の歴史．琉球新報社，1957
71) 大浜信賢：八重山の人頭税．三一書房，1971
72) 牧野清：新八重山の歴史．城野印刷，1972
73) 瀬名波長宣：八重山小話―その自然と言語習俗．沖縄春秋社，1973
74) 村武精一：沖縄民俗文化をどうとらえるか．現代のエスプリ 72, 至文堂，1973
75) 荻野恒一他：過疎地域の超文化精神医学 - 奥能登の精神障害者の調査から．臨床精神医学 4；244, 1975
76) Hollender, M, H. and Hirsch, S. J.: Hysterical Psychosis. Am. J. Psychiat. 120；1066, 1964
77) Kiev, A.: Transcultural Psychiatry. The Free Press, New York, 1972
78) Wittkower, E. D. and Prince, R.: A Review of Transcultural Psychiatry American Handbook of Psychiatry Ⅱ. Basic Books, INC., Publishers, New York, 1974
79) 大藤時彦他編：沖縄　日本民俗誌大系　第一巻．角川書店，1974

80) Murphy, H. B. M.: The Evocative Role of Complex Social Tasks edited by Kaplan, A. R. "Genetic Factors in Schizophrenia". Charles C Thomas Publisher, Springfield, 1972
81) Lebra, W. P.: Shaman and Client in Okinawa edited by Caudill, W. and Lin, T-Y.: "Mental Health Research in Asia and the Pacific". East-West Center Press, Honolulu, 1969
82) Murphy, J. M.: Psychotherapeutic Aspects of Shamanism on St. Laurence Island, Alaska edited by Kiev, A.: "Magic, Faith, and Healing". The Free Press, New York, 1974
83) 桜井徳太郎：沖縄のシャマニズム．弘文堂，1974
84) リーブラ著，崎原貢他訳：沖縄の宗教と社会構造．弘文堂，1974

5章

85) 中本正智：琉球方言音韻の研究．法政大学出版局，1976
86) Jilek, W. G. et al.: Transient Psychoses in Africans. Psychiat. clin. 3 ; 337, 1970
87) 荻野恒一：現象学的精神病理学．医学書院，1973
88) 与那国方言の採取：与那国出身の保健師および医介輔，公務員，その他多数の住民から聞書きした．4章で既述した，スータガマリ，祖先名授与，抱き親，道親などの習俗も同様である．八重山および宮古方言については，八重山病院職員から聴取
89) 吉良泰平：八重山方言の素姓．城野印刷所，1975
90) 仲村肇：宮古群島における精神医療＝宮古病院精神科病棟開設五周年を顧みて．資料，1972
91) 日本大辞典刊行会編：日本国語大辞典　第17巻．小学館，1975
92) 大野晋ほか編：岩波古語辞典．岩波書店，1974
93) 大野晋：日本語をさかのぼる．岩波書店，1974
94) 平山輝男他：琉球先島方言の総合的研究．明治書院，1967
95) 大野晋：日本語の起源．岩波書店，1957
96) Brody, E. B.: Psychiatric Implications of Industrialization and Rapid Social Change. The Jou. of Nervous and Mental Disease 156 ; 300, 1973
97) Guthrie, G. M. et al.: Folk Diagnosis and Treatment of Schizophrenia—Bargaining with the Spirits in the Philippines. edited by Lebra, W. P.: Culture-Bound Syndrome, Ethnopsychiatry, and Alternate Therapies Volume IV of Mental Health Research in Asia and the Pacific. An East-West Center Book, 1976
98) Wittkower, E. D. et al.: Cultural Aspects of Psychotherapy. Am. J. Psychother. 28 ; 566, 1974
99) Ackerknecht, E. H.: Medicine and Ethnology. The Johns Hopkins Press, 1971
100) 平安常敏：沖縄の一離島における精神神経疾患者の疫学的ならびに社会精神医学的研究．精神経誌71 ; 466，1969
101) 柴田洋子他：山口県Y島（離島）における精神医学的調査．精神医学17 ; 907，1975
102) Rin, H. et al.: Mental Illness among Formosan Aborigines as compared with the Chinese in Taiwan. The Jou. of Men. Scien. 108 ; 134, 1962

103) 柳田國男：山の人生　定本柳田國男集 第四巻．筑摩書房，1968
104) Murphy, J. M. et al.: Native Conceptions of Psychiatric Disorder edited by Murphy, J. M. et al.: Approaches to Cross-Cultural Psychiatry. Cornell University Press, 1965
105) Bleuler, M.: Let us Stay Near our Patients. Diseases of the Nervous System 34； 73，1973
106) 福里武市他：スンカニ節 与那国民謡工工四．与那国民俗芸能伝承保存会，1975
107) 本橋成一：老人と海　与那国　本橋成一写真録．朝日新聞社，1990

6章

108) 秋元波留夫：沖縄精神科医療の発展のための意見—とくに本土復帰にそなえて．精神経誌 73；343，1971
109) 高橋良他：沖縄精神科医療委員会報告．精神経誌 74；282，1972
110) 岡庭武他：沖縄精神科医療協力委員会の報告と理事会に対する申し入れ．精神経誌 72；1194，1970
111) 黒島直規：マラリアとのたたかい—43年の記録．八島印刷，1976
112) 仲松弥秀：神と村．伝統と現代社，1975
113) 谷川健一：沖縄　辺境の時間と空間．三一書房，1970
114) 上勢頭亮：竹富島誌 - 民話・民俗篇．法政大学出版局，1976
115) 竹富町誌編集委員会：竹富町誌．協栄印刷，1974
116) 山城善三他：おきなわのふるさと竹富島．大同タイプ，1971
117) 比嘉春潮：新稿沖縄の歴史．三一書房，1970
118) 大橋英寿：沖縄シャーマニズムの社会心理学的研究．弘文堂，1998
119) 宮城文：八重山生活誌．城野印刷所，1972
120) 宮良高弘：波照間島民俗誌．木耳社，1972
121) 岡本太郎：沖縄文化論—忘れられた日本．中公文庫，中央公論新社，1996

7章

122) 崎浜秀樹他：八重山レポート—八重山の精神医療小史．沖縄精神医療 2；33，1977
123) 中山勲：宮古島の精神医療．沖縄精神医療 3；52，1978
124) 蜂矢英彦：差別の中での精神医療—沖縄・先島での体験から．地域精神医学 4；78，1969
125) 蜂矢英彦他：沖縄・先島地区の精神医療の現状．精神医学 11；153，1969
126) 岡庭武：沖縄の精神衛生．病院精神医学 9；125，1964
127) 岡庭武：沖縄の私宅監置．精神医学 7；536，1965
128) 沖縄精神科医療関係資料：精神経誌 72；321，1970
129) 沖縄精神科医療委員会報告：精神経誌 74；282，1972
130) 蜂矢英彦：沖縄・先島での公衆衛生看護婦とのかかわりあい．地域精神医学 9；14，1971
131) 高橋俊彦：沖縄の精神医療—保健婦活動を中心にして．地域精神医学 9；12，1972
132) 石垣稔：やえやまガイド．八重山観光協会，城野印刷所，1974
133) 荻野恒一他：わが国における Transcultural Psychiatric Research の動向．精神医

学 17；1434, 1975
134) 喜舎場永珣：八重山島民謡誌　日本民俗誌大系　第一巻．角川書店, 1974
135) 山折哲雄：信ずる宗教、感ずる宗教．中央公論新社, 2008
136) 伊波南哲編：沖縄の民話．未来社, 1975
137) 源武雄編：沖縄の伝説．第一法規, 1976
138) 大井浩太郎：沖縄古代の水の信仰．沖縄文教出版社, 1973
139) 仲井真元楷編著：沖縄民話集．現代教養文庫，社会思想社, 1974
140) 牧野清：登野城村の歴史と民俗．城野印刷所, 1975
141) 那根亨：西表島の伝説．八島印刷, 1974
142) 伊波普猷：をなり神の島 2．東洋文庫，平凡社, 1973
143) 谷川健一編：太陽と月―古代人の宇宙観と死生観　日本民俗文化大系 2．小学館, 1983

8章

144) 宇野昌人：精神分裂病経過 予後 "終末状態" 台弘他編 「現代精神医学大系 10A2.」中山書店, 1980
145) 沖縄の精神衛生行政資料：（沖縄）精神衛生 8；56, 1973
146) 崎浜秀樹：八重山病院精神科のこれからとこれまで．こころの健康 2；5, 1976
147) 崎浜秀樹：八重山レポート case by case でやるということ．沖縄精神医療 5；1, 1978
148) 新福尚隆：精神医学における Institutionalism の概念．臨床精神医学 8；91, 1979
149) 島成郎：地域精神医療批判の序．精神医療 5；2, 1976
150) 花崎皋平：生きる場の哲学―共感からの出発．岩波新書，岩波書店, 1981
151) 宮本常一：民俗学の旅．文藝春秋, 1978

9章

152) 谷川健一：海(うみ)の群星(むりぶし)．集英社文庫，集英社, 1987
153) 福地曠昭：糸満売り　実録・沖縄の人身売買．那覇出版社, 1983
154) 沖縄大百科事典刊行事務局編：沖縄大百科事典（上）．沖縄タイムス社, 1983
155) もろさわようこ：沖縄おんな紀行 光と影．影書房, 2010
156) 谷川健一：妣(はは)の国への旅　私の履歴書．日本経済新聞出版社, 2009
157) 亀山正邦他総編集：今日の診断指針　第 1 版．医学書院, 1985
158) 三木健：八重山近代民衆史．三一書房, 1980
159) 三木健：西表炭坑概史．三栄社, 1976
160) 伊波普猷：孤島苦の琉球史 伊波普猷全集　第二巻．平凡社, 1993
161) 神山茂市：精神衛生法．沖縄精神衛生協会, 1968
162) 葛山秀則：沖縄県立八重山病院精神科（通称こころ科）紹介．精神経誌 108；102, 2006
163) 海老坂武他訳：フランツ・ファノン集―黒い皮膚・白い仮面．みすず書房, 1968
164) 佐々木雄司：比較文化精神医学におけるフィールドワーク―沖縄で思うこと 荻野恒一編「文化と精神病理」．弘文堂, 1978

165) 吉岡真二他：松沢病院九〇年略史稿．精神医療史研究会，1972
166) 柳田國男：海南小記　島の人生　定本柳田國男集　第 1 巻．筑摩書房，1972
167) 小此木啓吾：山あらしジレンマ　加藤正明他編「新版精神医学事典」．弘文堂，1993
168) 外間守善他：南島抒情 - 琉歌百選．角川選書，角川書店，1974
169) 伊波普猷著　外間守善校訂：古琉球．岩波文庫，岩波書店，2010
170) 新川明：反国家の凶区．現代評論社，1973
171) 荻野恒一：精神病理学研究 2．誠信書房，1977
172) 荻野恒一：過疎地帯の文化と狂気　奥能登の社会精神病理．新泉社，1977
173) 荻野恒一：現象学的精神病理学とトランス文化精神医学 - 回顧と展望．精神医学 24；6，1982

終章

174) 本村凌二：多神教と一神教—古代地中海世界の宗教ドラマ．岩波新書，岩波書店，2005
175) 佐藤勝彦：宇宙 137 億年の歴史　佐藤勝彦最終講義．角川選書，角川学芸出版，2010
176) 久場政博：ボケを活きるとは　精神科医の加齢体験と認知症ケア論　メンタルヘルス・ライブラリー 35．批評社，2015
177) 若松英輔：生きる哲学．文春新書，文藝春秋，2014
178) 上野誠：日本人にとって聖なるものとは何か　神と自然の古代学．中公新書，中央公論新社，2015
179) 比嘉康雄・谷川健一：神々の島　沖縄久髙島のまつり．平凡社，1979
180) 山折哲雄：神と仏　日本人の宗教観．講談社現代新書，講談社，2010
181) 宮田登他：神と仏＝民俗宗教の諸相　日本民俗文化大系　第四巻．小学館，1983
182) 大田静男：夕凪の島　八重山歴史文化誌．みすず書房，2013
183) 鎌倉英也他：クロスロード・オキナワ　世界から見た沖縄、沖縄から見た世界．NHK 出版，2013

事項索引

あ 行

青い鳥　134　222　224
アカマタ・クロマタ　161
悪魔　20　96
按司(あじ)　144
アチニーズ族　85
アニミズム　2　230　232
網取　207
アメリカ世(ゆ)　207
アラミディ（水のカミ）　78　93
医介輔　206　209
域外幻覚　163
生霊　18
石垣市　151～155　205　210
意識混濁　63　65　204
意識変化　62　70
意識変容　12　65
意識野　67　69　70
異常体験　111　120　146
イチマンウイ　194　198～201
一神教　232
糸満漁民　194　199
犬神つき　23
位牌　92　145
西表島　153　205
西表島炭坑　205
西表島東部　153　206
御嶽(うたき)　78　141　147
御嶽(うがん)の神（カミ）　145　166
ウチニンアイ　78
腕棒　142　222
ウフヤマト　219
裏石垣　153　155　205　207
浦野墓地群　77
エイマ（八重山群島）　149
悪鬼納(おきなわ)　218
沖縄精神科医療委員会　135
沖縄民話　167

か 行

下位人格　18　33
海神祭　201　222
外来神　223　235
加持祈祷　2　16　51
神憑り　2　51　61
神行事　144
神事（カミゴト）　78　97　113
神の悪意　95
神の加護　231
カミンチュ（ヌル　神人）　98　144
「がんじがらめ」の関係　189　190
感ずる宗教　166
カンブリ　113　118　124～127
感銘的情緒的体験　38
祈願　23　78　95　144
キジムナー（木の精）　166
結願祭(きつがんさい)　220
狐憑き　17　59　64
祈祷師　79
祈祷性精神病　2　31　52　68　70
機能性精神疾患　150　214
急性一過性精神病性障害　6　108
急性幻覚妄想状態　82　108　112
急性ストレス反応　6
急性精神病　14　69　112
急性致死性緊張病　205
強硬症（カタレプシー）　139　173
強制移住　205　218
教祖　22　41
共同的呪法　23
極致的知的体験　38
禁圧　96
緊張型（統合失調症）　111
緊張病性昏迷　68
クブラ・バリ　75
久部良（部落）　76　80　86
クミャー　75
クル・タテ　95
クワンデン　78　93
継時的二重人格　8　28　33　61
街奇症　137
幻嗅　108

243

原始神道　24
現実的他者へ働きかけ　66　68　70
原初的雰囲気　189　190
現代異質文化　80　101
現代文化　27　31　42　112　222
健忘　6　61　62
コウイングヮ　194　199〜201
公的監置　192
公の祭儀　78
個人的災難　145
個人的な祭儀　78
古代的思考　233
孤島　74　207
孤島苦　208　219

さ 行

サアダカチュ（サーダカウマリ）　97
祭祀　141　144　148
祭政分離　144
作為体験　6　12　62
錯乱興奮　63
錯乱夢幻症　4　12
錯乱もうろう状態　28　62　64
雑種並存性　24
左右分離体験　13
サンアイ・イソバ　75
自我異質的　13
自我同一性危機　17　34　230
自我密着的　13
四ヶ(しか)　152
視覚保続　13
自己像幻声　164
獅子舞　164　220
自然崇拝　24
私宅監置　136　140　177　212　215
実体的意識性　10
自動運動　51　62
島津藩　75　218
シマチャビ（離島苦）　208　209　216
社会文化精神医学　25　34　45
邪病　31
シャーマニズム（シャーマン文化）　2
　19　24　31　34　42　127　230

シャーマン　2　22　30　34　96
主意識　51
宗教的異常体験　33　72　93　116
宗教的儀式　96
宗教的超自然的知覚　101
守護神　55
呪術　23　25
主人格　7　12　18　33　60　70
主体の異常体験　6
出立　222
呪的・霊的職能者　79
ジュリウリ　200
尚王朝　144
状況そのもの　13　28　33
情緒性　24
女護ヶ島　84
死霊　18
心因性もうろう状態　65　70
心因反応　6　117
人格変換　8　12　52　59　70
神木　78　142
神器奉納　78
神経症　155　156　214
新興宗教　3　17　22　41　80
人身売買　199
身体心像　13
心的エネルギー説　51
人頭税　75　219
神霊　115　144
スータガマリ　97　101　123　127
鋭い眼差し　192
精神医学体系　113　127
精神運動性言語幻覚　55
精神分析　18　32　232
精神療法　38　96
聖なるもの　233
成巫過程　10　31　146
精霊　2　22　24　147
世界苦　219
絶対的超越者　24
全般性不安障害　196
祖先崇拝シャーマニズム　77　94　101
祖先名授与　99

祖(先)霊　12　18　78　101　113　142
　144
祖納(部落)　77　80

た行

体感幻覚　176
体内幻聴　55
太平山三吉神社　228
太陽(テダ)　167　219
対話性(幻聴・独語)　91　117
ダークマイ　113　117
竹富島　142　145
竹富町　153〜155
多神教　22　232
祟り　88　93　96　167
ダティウヤ(抱き親)　100
他人の呪詛　95
種子取祭　142　220
タビの人　223
ダマヒルミ　217
玉祭　78
地域共同体意識　147
治癒力　123　127
超越　123　222
超自然的存在　23
超自然的能力　38
超自然的霊力　50
治療儀式　95
治療的構造　183　186　193
ツカサ(ノロ・祝女・神女)　78　98
　116　142　144
月のカミ　167
憑きもの落とし　22
転換症状　116
てんかん性もうろう状態　65
転換ヒステリー　82　91
天祖光教　22
伝統文化的心性　193　231
同一性危機　49　86
同一性(の)保持　38　42
統合失調症　6　69　111　222
同時的二重人格　8　12　33
動体幻視　163

トウバラーマ　207
トゥング・ダ　75
特異的(海)恐怖症　196
(都市型)文化結合症候群　156　223
トランス　6　12
トランスカルチュラル精神医学　81　222
トランス・スピーチ　53　61

な行

内々の関係　184
ナマダフリトゥ　113　118
入眠時幻覚(幻視)　13
ニライカナイ　140　167
ヌスクマーペー　209　216
熱帯熱マラリア　204

は行

廃村　205　207
ハイドゥナン(南与那国)　75
破瓜型(統合失調症)　43　82　105　112
白銀堂　166
鷲(ばシ)ぬ鳥節　157　167　218
鉢巻き　79　142
波照間島　141　144　153　188
パニック障害　196　201
ハーリー船競争　201　222
比較精神医学　3　52
比川(部落)　81
ヒステリー　82　84　93
ヒステリー性昏迷　27
ヒステリー性精神病　52　68　82
ヒステリー性反応　6
ヒステリー性もうろう状態　12
ビッチリ(魔除け石)　217　225　235
非定型精神病　6　14
人と自然と神　187　188　193　231
　233
非日常　123　188
火の神(カミ)　100　167
非反省的文化的強制　215　219
憑依儀礼　3　22　31
憑依症候群　6　25　31　116
憑依状態　3　7　22　30　51

憑依人格　　7　12　18　60　61　70
憑依親和型　　52
憑依性精神病　　54　101　113　127
憑依トランス　　64　68
憑依妄想　　2　33　51
憑依様式　　7　53
漂着神信仰　　38
巫医　　31
副意識　　51
物理的被影響体験　　174
ブードゥー（Voodoo）儀礼　　31
部落祭祀　　23
フリトゥ　　113
フリドゥブル　　113　114　116　122
　　126　127
フリムヌ　　170
文化結合症候群　　52
文化人類学　　4　23　32
文化超越症候群　　156　222
（文化的）防衛機制　　86
文明の利便性　　216　217
変質性精神病　　3　52　68
棒踊り　　220
放置　　178　212
豊年祭　　78　167

ま 行

勾玉（まがたま）　　79
巻唄と巻踊り　　142
マチリ（村祭）　　78
慢性精神病　　170　192
道唄　　142
密貿易　　76　80　86　218
ミティウヤ（道親）　　100
ミロク（の神・行列）　　167　222
民間信仰　　3　23　34　145
民間療法　　118
ムイブリムヌ　　115
夢幻様状態（体験）　　4　12　28　62
ムヌン　　78
妄想型（統合失調症）　　82　112
もうろう状態　　63
ものつき現象　　19　22

森田療法　　38

や 行

八重山的心性　　167　189　233
ヤキーヌ（マラリア）　　202　204　205
山あらしジレンマ　　218
大和世（やまとゆ）　　207
ユイ（無料奉仕）　　80　188
ユクイ（世乞）　　142　145　147
ユタ　　95　145　192　231
ユッカヌヒー　　201
ゆとりの雰囲気　　184　193
世（ユ）の神（カミ）　　92　166
「ゆるい」関係　　190
「ゆるやか」な関係　　186〜188　193
　　231
妖術　　32
与那国島（ドゥナン）　　72　82　103
与那国しょんかね節　　218
与那国スンカニ節　　218
与那国方言　　103　114　126
与那国町　　153　155
因童（よりわら）　　123

ら 行

離脱せん妄　　108
琉球王朝　　75　205　215　218
琉球政府　　200　213
竜宮の神（カミ）　　92　166
霊魂　　2　232
霊性　　232
霊的能力　　78　84　97　144

著者紹介　久場　政博　くば　まさひろ

1941（昭和16）年、台湾台北市生まれ、引き揚げて東京に育つ。東北大学医学部卒業後、東北大学精神医学教室を経て、1971年より荻野恒一に師事。金沢市十全病院および東京都精神医学総合研究所に在籍しながら、金沢、奥能登、沖縄県八重山群島のトランスカルチュラル精神医学的研究を行う。1976年より秋田県在住。秋田大学精神科学教室を経て、1982年より公立角館総合病院神経精神科にて長期在院統合失調症の社会復帰活動に尽力。2002年より秋田市加藤病院に勤務し、現在に至る。

著書
『より身近で多彩な分裂病治療の実践』星和書店、2002
『あきた野の花きらり　精神科医の道草』秋田文化出版、2008
『ボケを活きるとは――精神科医の加齢体験と認知症ケア論』批評社、2015

シャーマニズムと現代文化の病理
―― 精神科臨床の現場から

2017（平成29）年2月28日　初版1刷発行

著　者　久場　政博
発行者　鯉渕　友南
発行所　株式会社　弘文堂　　101-0062　東京都千代田区神田駿河台1の7
　　　　　　　　　　　　　　TEL 03(3294)4801　　振替 00120・6・53909
　　　　　　　　　　　　　　http://www.koubundou.co.jp

デザイン　高嶋　良枝
印　刷　三報社印刷
製　本　井上製本所

© 2017 Masahiro Kuba. Printed in Japan
JCOPY 〈(社)出版者著作権管理機構 委託出版物〉
本書の無断複写は著作権法上での例外を除き禁じられています。複写される場合は、そのつど事前に、(社)出版者著作権管理機構（電話 03-3513-6969、FAX 03-3513-6979、e-mail : info@jcopy.or.jp）の許諾を得てください。
また本書を代行業者等の第三者に依頼してスキャンやデジタル化することは、たとえ個人や家庭内での利用であっても一切認められておりません。

ISBN978-4-335-65173-1